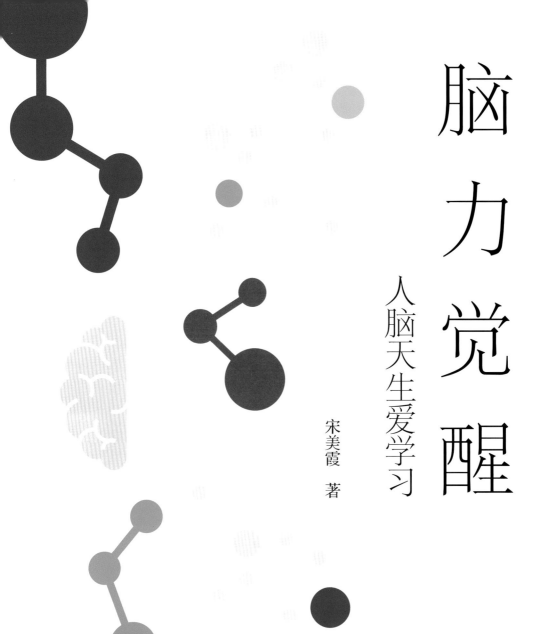

脑力觉醒

人脑天生爱学习

宋美霞　著

华东师范大学出版社
·上海·

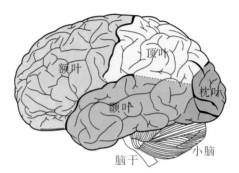

图 1-1 人脑的分区

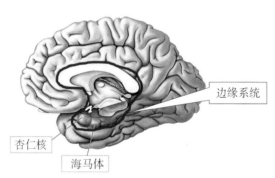

图 1-2 人脑边缘系统

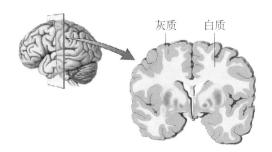

图 1-3　人脑的灰质和白质

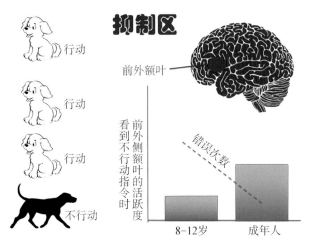

图 2-2　前外侧额叶在需要克制时的激活情况

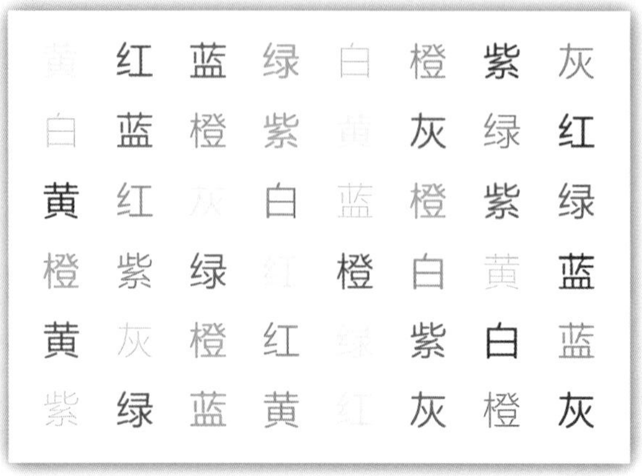

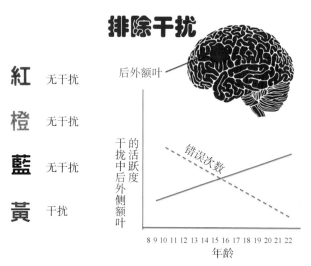

黄 红 蓝 绿 白 橙 紫 灰
白 蓝 橙 紫 黄 灰 绿 红
黄 红 灰 白 蓝 橙 紫 绿
橙 紫 绿 红 橙 白 黄 蓝
黄 灰 橙 红 绿 紫 白 蓝
紫 绿 蓝 黄 红 灰 橙 灰

图 2-3　斯特鲁普实验的中文材料

排除干扰
紅 无干扰
橙 无干扰
藍 无干扰
黃 干扰
后外额叶
干扰中后外侧额叶的活跃度
错误次数
8 9 10 11 12 13 14 15 16 17 18 19 20 21 22
年龄

图 2-4　后外侧额叶在排除干扰时的激活情况

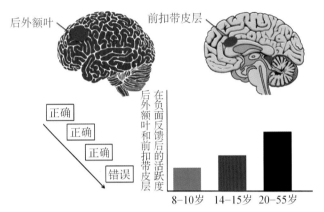

图 2-5 后外侧额叶和前扣带回在负面反馈时的激活情况

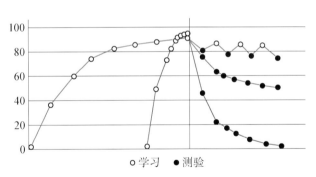

图 3-2 分散学习让新知识遗忘速度更慢

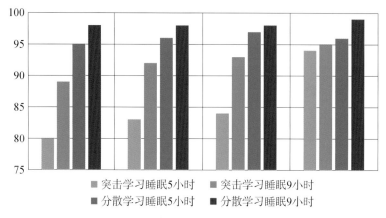

图 3-3　不同睡眠情况下突击学习和分散学习的效果

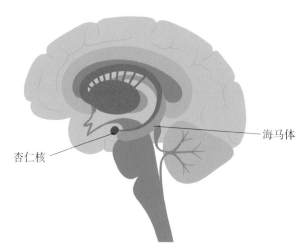

图 3-5　海马体和杏仁核

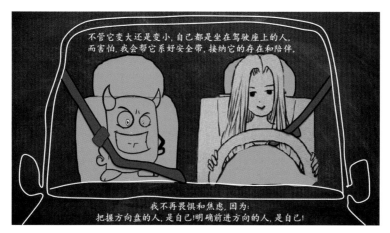

图 4-1 和"害怕"相处

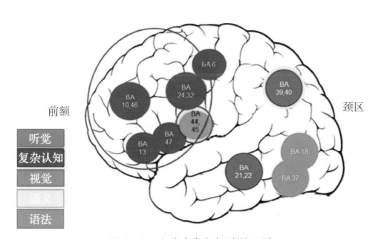

图 5-1 人脑中参与阅读的区域

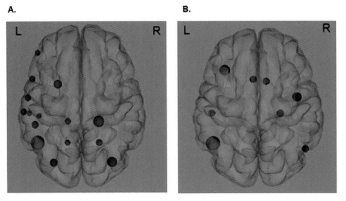

图 5-2　阅读和屏幕时间与人脑的连接（字母 L 和 R 表示人脑左右两侧）

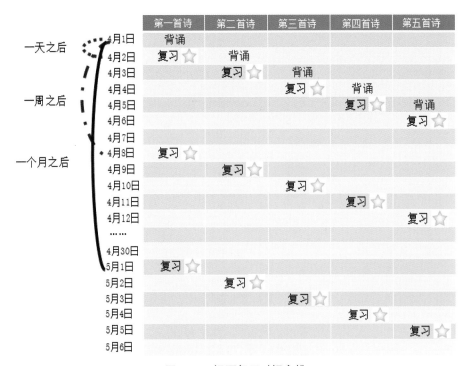

	第一首诗	第二首诗	第三首诗	第四首诗	第五首诗
4月1日	背诵				
4月2日	复习☆	背诵			
4月3日		复习☆	背诵		
4月4日			复习☆	背诵	
4月5日				复习☆	背诵
4月6日					复习☆
4月7日					
4月8日	复习☆				
4月9日		复习☆			
4月10日			复习☆		
4月11日				复习☆	
4月12日					复习☆
……					
4月30日					
5月1日	复习☆				
5月2日		复习☆			
5月3日			复习☆		
5月4日				复习☆	
5月5日					复习☆
5月6日					

一天之后
一周之后
一个月之后

图 7-7　间隔复习时间安排

推荐序

读完面前的这本《脑力觉醒：人脑天生爱学习》，我不由心生喜悦。本书的一个鲜明特色是将脑科学前沿进展与学生的学习、教师与家长的教育教学实践紧密结合。书中引用了大量脑科学研究的新成果，吸纳了很多脑科学领域的新观点、新认识，并辅以生动的比喻和有趣的案例，对相关知识要点和其在实践中如何运用进行了清晰阐明，殊为难能可贵。

脑科学与学习、教育相结合是当下的一个潮流。这里有两条路。一条是将脑科学研究置于教育与教学场景，探索教育教学与学生学习中的脑工作原理及机制。部分脑科学研究者正致力于此，推动了像教育神经科学等新兴研究领域的形成和蓬勃发展。另一条是将脑科学最新成果应用于教育教学实践，这是一线教师和家长特别需要的，但存在很多困难。困难之一在于脑科学本身是一个非常活跃且快速变化的领域，发现很多，定论很少。而且不同研究结果之间往往彼此冲突，并很快被更新的研究结果所颠覆。困难之二在于脑科学研究与教育教学实践其实是截然不同的两个领域，所追问的问题、回答问题的手段及其约束条件等都迥然不同，其思维模式和话语体系也存在差异。跨越两个领域的鸿沟，实现二者的真正结合，不仅需要对脑科学领域及其进展的深刻理解，还需要了解和熟悉教育实践中的真实情况，掌握学生、一线教师和家长的处境、需求和话语体系，从而在两个领域间架起沟通的桥梁。本书是连通两个领域，探索将脑科学成果应用于教育教学实践的一次成功的尝试，相信这不仅得益于作者自身独特的求学与职业经历，也源于其在日常工作和学习中坚持不懈的积极思考和认真总结。

本书作者宋美霞曾是我的学生，多年前于北京师范大学认知神经科学与学习国家重点实验室攻读硕士学位。就读期间她接受了良好的脑科学研究训练，掌握了进行脑科学研究的前沿技术、研究技能和较好的学术思维能力。毕业后美霞成为一名从事学生心理健康教育的专职教师,积极将脑科学知识融汇于日常对学生的心理健康及学习咨询辅导中。这些年来,时常见到她在不同场合作报告的新闻或视频,可见其努力取得了不菲的成绩,得到了业内和公众认可。从本书中也可以看出,作者擅长用形象的比喻、丰富的案例和生动的语言来阐释复杂抽象的脑科学知识。比如将人脑比喻为一辆汽车,不同脑区相当于汽车的不同部件,担负不同功能,其中边缘系统是油箱,提供燃料和动力;前额叶皮层是刹车系统,进行制动等等。诚然,人脑工作机理的复杂性,远非几个简单直观的比喻所能完全概括;不同脑区也并非各自为战,独立工作,而是相互联系形成复杂的神经网络来实现其功能。但通过这样的生动比喻,却能让普通读者快速理解脑的不同部分与人的认知、行为之间存在的关联,颇有奇效。另外,作者在书中也给家长和教师提出了很多很好的提醒与建议,比如:若把人脑比喻成一台超级计算机,家长和教师的角色不应是给这台计算机编程的程序员,而应是协助它维护性能、自我升级的助手。

总之,本书是作者多年来将脑科学应用于教育教学实践的概括总结,是其在深耕此领域的过程中所积累的认识、经验、感悟、心得与体会的系统提炼与升华。若能反复研读,定会收获不菲,故向读者郑重推荐。

丁国盛

北京师范大学认知神经科学与学习国家重点实验室教授、博士生导师

2022 年 12 月 24 日

目录

| 第一章 |
有关学习的脑发育规律

儿童青少年的脑和心智是专门为学习设计的,学习和教育都是人的本能。① 可以说,从脑科学的角度来看,教育的本质就是塑造脑,开发脑。所谓"人脑天生爱学习",指的是人脑具备一种神奇的能力,即通过外部环境的刺激来组织自己、改变自己。中小学阶段,儿童青少年的脑处于快速发展阶段,此时脑的保护和开发尤为重要。虽然随着一个人的成长,脑的结构会越来越稳定、功能会越来越高效,需要做的改变也越来越少。但实际上,我们的脑终其一生都可以不停地修补和改变我们的心智模式,不停地学习。

---

① 艾莉森·高普尼克,安德鲁·梅尔佐夫,帕特里夏·库尔.孩子如何学习[M].林文韵,杨田田,译.杭州:浙江人民出版社,2019:143—148.

01

有关脑的谬误和事实

近年来,随着现代脑科学技术的不断发展,被称之为人类意识"黑箱"的脑,得到的社会关注也越来越多,我们越来越了解脑这个神秘而高级的器官了。很多脑科学领域的研究结果被当作开展教育的理论依据,迅速广泛地被应用于教育和商业活动中。但在这个过程中,脑科学研究领域的技术也在日新月异地发展迭代,相应地,研究结论也在不断更新变化。在传播过程中,由于表达方式和理解角度的不同,很容易让公众对脑产生认知上的误解,比如:

- 左利手(左撇子)的人比右利手的人更聪明,因为他们可以调动更多右脑中和创造性有关的脑区;
- 多听莫扎特的音乐,不仅能缓解脑的压力,还可以让儿童青少年变得更聪明;
- 3 岁之前,脑就会停止发育;
- 人脑学习如同海绵吸水,可以自动吸收和消化新知识。

实际上,以上的几个观点都有不合理的地方,更加合适的表述应该是:

- 不管是左利手还是右利手,都需要调动人脑两个半球协调合作完成任务。脑不存在只发挥某个半球功能的情况,而是需要全脑各部分合作发挥整体作用的。关于左利手是否就更加聪明,以及是否要强迫儿童纠正惯用的利手,将在本章第二节中再做讨论。
- 听莫扎特的音乐或许可以让我们情绪舒缓、心情放松,但不一定能够让人变得更聪明。但是,学习乐器,如钢琴、小提琴、古筝等,的确能够促进儿童青少年某些方面的认知能力发展,比如注意力、语言和双手协调能力的发展等。

- 人类大脑发育成熟是一个漫长的过程,大部分人在将近 30 岁时,脑才能完全发育成熟。也就是说,脑具有强大的可塑性,因此在儿童青少年成长的过程中,有很多促进脑发育完善的机会。尽管随着年龄的增长,脑的可塑性会有所下降,但从某种程度上来说,脑的可塑性是能够持续终生的,比如我们会看到六十岁的老人依然可以学习弹奏钢琴。

- 人脑并不是像海绵吸水那样自动吸收知识的,想要脑具备超强的知识吸收能力,需要让脑处于合适的环境、丰富的刺激、主动的探索和安全的人际关系中。

本书中所提及的有关脑发育的基本规律,是在大量研究支持之下提出的、对儿童青少年学习有较大影响的规律。了解这些规律,能够有效地帮助我们理解儿童青少年在学习历程中的表现,帮助他们找到应对学习挑战的方法,促进包括教师和家长在内的成年人,更好地与儿童青少年沟通,从而最终实现多方的共同成长。

02

了解脑的结构和功能

随着科学的发展,现代脑成像技术让我们可以清楚地看到人脑的全貌。脑最外层呈现灰色,称为"灰质";而在中间地带则是一片白色的区域,称为"白质"。从微观层面来看,组成灰质的,是脑神经元和脑神经元之间的连接件;组成白质的,只有神经元之间的连接件。灰质关系到一个人的认知能力和处理信息的能力;白质的作用则主要是把大脑发出的信号传递给脊髓神经,从而给身体下达行动指令。

准确地说,脑(brain)包括大脑(cerebrum)、脑干(brain stem)、小脑(cerebellum)以及包含丘脑(thalamus)和下丘脑(hypothalamus)在内的间脑(diencephalon)。从宏观结构上,大脑(cerebrum)可以分为四个区域,分别负责不同的功能,按照从后往前的顺序,它们分别是后脑勺的枕叶,两侧耳后的颞叶,以及头顶的顶叶和额头部位的额叶(图1-1,另见彩插)。位于后侧区域的枕叶和颞叶,是大脑的视觉与听觉中枢,前侧区域的

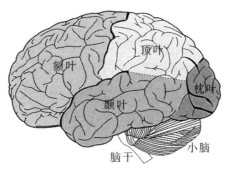

图1-1 大脑的分区

顶叶和额叶,分别负责躯体的感觉运动、多项任务间进行切换和大脑的认知、决策等功能。除此之外,边缘系统(图1-2,另见彩插)也是人脑重要的组成部分,包括杏仁核、海马体等脑结构,是我们感知外界刺激和情绪的十字路口,和额叶协同处理我们的情绪。

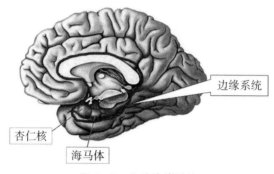

图1-2 人脑边缘系统

脑是如何工作的?

了解了脑的结构,我们还希望了解脑是如何工作的。如果我们把人脑比作一辆汽车,那么不同脑区就像是汽车里的零部件。要让这辆汽车在马路上安全行驶起来,一些关键的零部件必须正常运转。同样地,想让儿童青少年的大脑高效运作,也需要一些关键脑区积极参与到学习活动中来。

首先,足够的燃料是发动汽车所必备的。对于儿童青少年来说,想要大脑调动思考,给身体发送正确指令,并行动起来,也要有足够的燃料。这些燃料既包括希望、快乐、期待等积极情绪(引发学习、交往等行为),也包括担忧、紧张、害怕等消极情绪(引发远离和躲避危险的行为)。位于人脑深处的边缘系统就是产生各种情绪情感的区域,我们可以把边缘系统看成是人脑这辆汽车的油箱,为我们提供情感上的燃料。边缘系统的杏仁核是产生情绪、识别情绪和调节情绪的脑区,在青春期初期开始迅速发育,容易受到激素(比如性激素和肾上腺素)的影响,从而造成青少年情绪上的波动。因此,青少年的脑更像是一辆配备了超强引擎的汽车。

但是,一辆汽车要想跑得稳,不能光马力强劲,还要有第二个必备装置,也就是一个强大的刹车制动系统,来确保行驶安全。大脑中前额叶皮层就是这个类似于刹车的制动系统。在大脑发育的过程中,前额叶皮层成熟的时间最晚,它同时关系到很多高级的认知功能,包括负责制定计划、作出决策、控制冲动等,堪称大脑里的司令部。很多脑科学家认为,人类之所以是万物之灵,就是因为我们有着地球上最发达的前额叶皮层。在所有的动物里,人类的前额叶皮层占比是最大的,它占人类大脑的30%。而在黑猩猩的大脑里,前额叶皮层只占大脑总量的11%;在狗的大脑里占7%;在猫的大脑里,只占3%。①

当然,发育不够完全的前额叶皮层,也就意味着制动系统的性能不足,表现在现实中,就是比较容易冲动甚至失控。对于儿童青少年来说,边缘系统已经发育到比较完善的水平,但是前额叶皮层还没有完全发育成熟,也就是说他们大脑这辆汽车的刹车系统跟不上强大的动力系统。所以这辆汽车在需要停车的时候,经常控制不住自己,这也就是为什么青春期阶段的孩子情绪控制能力较弱,往往前一秒还很开心,下一秒就可能泪流满面或怒不可遏。

第三,一辆汽车要想正常行驶,还需要随时根据路况灵活调整车速,也就是说需要配备一个变速系统,可以让汽车在不同的行驶速度上自由切换。我们脑中的前扣带回就堪称是人脑汽车的变速杆,它关系到脑的认知灵活性,让我们具备切换注意力的能力,把注意力从一项任务转移到另一项任务,从一个观点转移到另一个观点。前扣带回在儿童青少年阶段发育也尚未完全,因此我们会看到有些青少年在注意力分配上存在困难,或者在很多时候拒绝尝试新事物、拒绝改变,容易在某一件事上纠结,久久难以走出。有研究者提出,很多人之所以墨守成规,不敢尝试创新,不是因为缺乏创意,而是和脑前扣带回激活程度低有关,使得他们缺乏认知灵活性,无法把注意力转移到新事物上。②

人脑汽车已经具备了燃料、刹车系统和变速系统,但是具备这些还远远不够。因为任何马路,都不可能只跑一辆车。要想跑得快,跑得稳,还必须协调好和其他汽车之间的关系,变道时确保前后没有车辆,行驶时保持合理的车距。这时给车辆配备上全套的后视镜,就可以让我们观察到前后左右其他车辆的行驶情况。让人脑这辆汽车顺利行驶的第四个脑区就是颞叶,它的功能类似于汽车的后视镜,可以帮助我们处理和整合各种外界信息,从而更好地维持跟外界的社交关系。脑科学领域也把颞叶称为"大脑的扶手",意思是说颞叶如同椅子的扶手一样,可以协助我们察觉辅助性的社交线索。比如在和别人说话时,其他脑区可以帮助我们理解这些话的字面信息,但

① 丹尼尔·亚蒙. 超强大脑[M]. 权大勇,译. 杭州:浙江人民出版社,2018:27.
② 丹尼尔·亚蒙. 超强大脑[M]. 权大勇,译. 杭州:浙江人民出版社,2018:113—114.

是颞叶会协助我们理解说话者的语气、腔调、音量，识别这些隐藏在信息背后的微妙情绪。

颞叶的成熟早于前额叶，所以随着年龄增长，大部分儿童青少年在人际交流的过程中能够学会觉察和识别很多非言语信息。但对于颞叶功能不足的儿童青少年来说，他们可能会存在社交方面的障碍，比如对语音、语调之类的情绪信息不敏感，无法读懂别人的面部表情甚至无法区分不同人的面孔等等。由于无法收集对方传达的信息，他们在表达自己的想法时也存在困难，于是造成人际交往上的困难。这就像开车的时候，由于缺乏后视镜的辅助，我们就无法观察前后左右的其他车辆，也就难以避免地发生一些剐蹭和碰撞。

第五，一辆汽车要想跑得稳、具有良好的驾驶体验，还需要有较强的自我协调性，这就需要再给这辆汽车配备一套良好的传动装置。在我们的脑中，负责让身体各个部分协调运转的传动装置，就是小脑。

小脑位于大脑后端的下面，只占全脑的 20％，但它的神经元数量，却占全脑的 80％。[1] 作为协调脑活动和身体行为的传动装置，小脑负责协调全身的肌肉和运动，让我们有条不紊地完成复杂的动作任务，比如打球、跳舞、喝水、走路等。小脑还负责存储有关自动化行为的记忆，比如我们能够不看键盘打字、边骑自行车边和别人聊天、随手快速系鞋带等。由于小脑的自动化加工，这些行为可以熟能生巧，越练越敏捷，越练越精确，越做越省力。此外，小脑还负责协助认知处理，协调和微调人们的思维、感觉和记忆，通过连接执行心理或感觉任务的区域，让我们能够自然而然引发所需的必要技能，不必靠意识瞻前顾后地考虑活动细节，这样大脑就可以腾出更多空间去关注其他心理活动，从而扩大了我们的认知范围。可以说，人类认知能力的扩大多半归功于小脑，因为它使很多心理活动实现了自动化。

对于儿童青少年来说，小脑发育成熟得较早，初中阶段的学生已经能够很好地完成和掌握多种运动技能。想要更好地发挥小脑协调身体和大脑的作用，发挥小脑心理活动自动化的优势，从而让儿童青少年的脑可以投入到新知识和新技能的学习上，家长和教师就一定要重视并鼓励儿童青少年规律地参加体育锻炼，不断强化小脑功能。

现在人脑这辆汽车的主体零件已经基本凑齐了，但它还缺最后一样东西，就是应

---

① Marek, S., Siegel, J. S., Gordon, E. M., Raut, R. V., Gratton, C., Newbold, D. J., Ortega, M., Laumann, T. O., Adeyemo, B., & Miller, D. B.. Spatial and Temporal Organization of the Individual Human Cerebellum [J]. Neuron. 2018,100,977-993.

激装置,包括安全气囊、自动刹车等等。应激装置非常重要,因为一旦发生突发情况,它能够确保驾驶员的生命安全。我们脑中的基底神经节就是这个应激保护系统,它的主要作用之一就是在我们遇到突发状况或者危险的时候,让身体做出适当的反应,比如面对惊喜,我们会兴奋地跳起来;面对威胁,我们会出于本能想要逃跑。

以上我们借助汽车的比喻,了解了人脑中六个重要的脑区:边缘系统是油箱,提供情感上的驱动燃料;前额叶皮层是刹车系统,让我们有更强的自控力;前扣带回是变速系统,让我们的思考更灵活,能够随时切换注意力;颞叶是后视镜,帮我们识别社交线索,处理人际关系;小脑是协调和传动装置,帮我们协调思想活动和身体行为;基底神经节则是类似安全气囊的应激系统,让我们能合理地作出应激反应。当然,人脑的真实情况要复杂得多,这个比喻只是方便我们更好地理解脑的工作原理,从而帮助儿童青少年更加有效地激发脑的潜能。

左右脑的分工和协作

从外观上看,脑的表面凹凸不平形成皱纹。陷下去较深的地方称为裂,较浅的地方称为沟,隆起的地方称为回。脑具有数量庞大的沟壑,使得脑皮层实际的面积在平铺之后,大概能达到一张报纸的大小。

一条从脑前到脑后的浅沟将脑从中间隔开,分成左右对称的两个半球。左右脑存在部分结构上的差异(如颞平面、脑外侧沟的差别),但更重要的是,左右脑在高级心理机能上有着不同的分工——比如左脑被认为和语言机能、数学计算、逻辑推理等抽象思维机能密切相关,而右脑则与空间定向、绘画、音乐、艺术、情绪、直觉想象等机能活动有关;再比如,左脑负责日常、自发的行为,而右脑则在应急处理异常情况时发挥作用。

从人类进化的历程来看,左右脑的分工是十分重要的。当人类祖先在面临外界的刺激,特别是危及生命的威胁时,需要作出两个方面的判断:一是从整体上确定该刺激的熟悉程度,如有必要,立即做出应激反应,这是右脑的功能;二是判断记忆中是否有类似的刺激,以便随时调用较为熟悉的方案,这是左脑的功能。因此,在面对同一外界刺激时,将上述两个过程交由左右脑同时分工处理,会比不分工更有效,这可能就是促使人脑分工的最初动力。

虽然人脑半球的分工很重要,但更为重要的还是左右脑之间的协同配合,因为人类的很多高级机能,都不能仅由一侧半球来完成。以语言机能为例,虽然言语活动和左脑更为相关,但右脑也会参与其中,比如觉察我们说话时的情感,就是右脑的机能。我们知道,同样一句话,如果语气重音不同,语调不同,意思就会完全不一样,而这正是右脑的专长。比如同样是一句"你可真行",说话时用不同的语气,表达的可能是对别人取得优异成绩的真诚赞扬,也可能是在对他人期待落空后的无奈或嘲讽。对于那些右脑发育不足或者有右脑损伤的人来说,他们就难以辨别出语气的差别,也听不出说话者的情绪。

再以数学机能为例,虽然数学中的逻辑推理和运算主要由左脑掌管,但在解决很多数学问题时,都离不开右脑的协助。比如几何问题就牵扯到左右脑的信息交流,其中空间机能和对图形的理解是右脑所擅长的,而对问题文字描述部分的语言理解,则是左脑所擅长的。

这有助于我们理解儿童青少年在不同学科中的学习表现。比如总是学不好几何的学生,可能和他们非常顽固地依赖于左脑,对所有信息都采用言语思维的习惯有关,他们通常很难使用右脑对图形进行空间感知,更不会采用两脑协同的方式来解决复杂的问题。所以虽然他们在学习计算的时候可以轻松掌握,但一遇到需要在头脑中对三维的立体形状进行操作时,特别是立体几何,就会感觉很困难。

由此可见,左右脑的功能是整合的。学习是锻炼人脑很好的方式,但学习不是脑中某个区域的单独参与,而是多个结构和功能区域协同参与的结果。这也提醒家长和教师,需要采用多样化的活动形式,鼓励学生每天保持学习状态,调动多个脑区,拓展自己的知识面,从而促进儿童青少年的整体学习。学习的方式可以是多种多样的,包括阅读、观看节目、实地参观、图画、玩耍等形式,都有助于促进人脑不同脑区之间的协作,调动多种感官参与思考记忆。这样不但能让脑留下更多的回忆线索,还能促进不同脑区之间的协调发展。

同时,教师和家长在设计教学活动或者辅导儿童青少年学习时,也要理解不同学生擅长的认知加工模式有所不同,在不同加工模式上的能力也可能存在差异,因此需要为他们提供个性化的帮助。比如对于难以调动右脑理解立体图形的学生,可以鼓励他们动手制作,或者给他们提供一些三维图形实物,让原本在头脑中抽象进行的空间感知变得具体化、可视化。这些实物道具相当于辅助儿童青少年空间感知能力发展的"脚手架",随着他们脑的发育成熟,他们会在反复的练习中建立起对图形的感知,并逐渐摆脱实物的辅助。

左右利手需要纠正吗？

前面提到，左脑负责日常行为，它通过神经与躯体右侧相连。也就是说，左脑控制我们身体右侧的活动，这就使得右手使用率越来越高，最终导致更多人使用右手来进行复杂的日常操作。在人群中，绝大多数人更常使用右手，我们称之为右利手，也有约10％的人更擅长使用左手，包括用左手吃饭、写字等，我们称之为是左利手。研究发现，利手的差异是遗传和环境共同影响的结果。

也许你曾听过"左撇子更聪明"这样的说法，但脑科学的研究表明，左右利手的人在智力上没有显著区别。不过在某些特定方面，的确会有一些差异，比如：左利手的人运动反应速度要快一些（这是因为右脑对特异性的反应速度更快）。所以左利手的运动员往往会取得更好的成绩，比如很多优秀的网球选手都是左手持拍的。另外，左利手通常在发散性思维方面表现得更好，而发散性思维是衡量创造性的重要指标之一。但从整个人群的统计上来看，在各个领域作出杰出贡献的人，还是右利手的人居多，这也符合人群中左右利手的分布规律。

有的家长或教师会从适应学习要求和习惯养成的角度出发，要求左利手的孩子使用右手写字。也有家长认为多使用左手能够开发右脑，所以强制右利手的孩子使用左手完成日常事务。其实，这些都是不恰当的。不管是惯用左手还是右手，都是和遗传、脑发育等原因有关的，一味地纠正是没有道理的，这就等于强迫孩子去用自己功能不是最强的脑去处理事情。因此，不要刻意去纠正儿童的利手，而是应该让他们用自己最擅长的脑去学习，这在一定意义上也与当前倡导的个体多样性发展或者多元智力是一致的，并不是每个人都要一模一样。

03

用进废退的神经连接

除了把人脑比作汽车，我们还可以把儿童青少年的脑比作一台专门为学习设计的超级计算机。这台计算机之所以是超强的，是因为它具备三个特点：第一，这台计算机具有一套强大的初始程序；第二，这台计算机非常神奇，能够自我升级迭代；第三，家长、教师以及其他儿童青少年成长过程中的重要他人，不是给这台计算机编程的程序员，而是协助它维护性能、自我升级的助手。

从这个角度出发，这台超级计算机的最小单位就是神经元。神经元是人脑的基本信息单位，也就是我们常常说到的脑细胞。人在出生的时候，脑就具有了所有的神经元（多达 1000 亿个）。随着年龄增加，虽然人脑的神经元数量几乎没有变化，但是神经元和神经元之间的联系会不断变化。我们把神经元之间的连接称为"突触"，在出生的头两年里，脑以大约每秒建立 700 个突触的速度，迅速地编织人脑的神经密网。

当然，突触不是永无止境地增加，也不是越多越好。当突触数量到达一定程度之后，脑就开始对它们进行修剪。但是突触的修剪并不意味着神经元的消亡，相反，这是一个不断完善和重塑脑的过程。在儿童 6 岁左右，脑中突触的数量基本达到高峰，随后按照"用进废退"的原则，到青春期阶段，大约 40％ 的突触都会被修剪掉。

这里提到的"用进废退"，是指神经元之间连接的减少，这个过程是为了精简脑，提高脑的运行效率。也就是说，那些在儿童早期建立起来的、无用的突触将会被修剪掉，而那些经常使用的神经元连接则会被不断强化。这个过程如同园艺师在塑造健康美丽的绿植时，需要时不时地剪掉干枯和畸形的枝叶；又好像雕塑家在雕刻一件艺术品时，会不断去除多余的石料。脑科学家也将突触的修剪称之为"神经达尔文主义"，表示突触修剪遵循"适者生存"的原则：那些不断被使用的神经元连接，在反复的学习和练习中，变得愈发稳固，信息在这些通道和脑区传递的速度更快、处理的效率更高。

由此我们知道，对于学习来说，多次重复的练习在学习的某些阶段是重要而且必要的，因为人脑正是通过这样的方式来加固神经元之间的连接，让我们学会新的知识和技能。青春期是脑突触修剪的关键时期，抓住这个契机，通过有效、有趣且丰富的刺激和练习，能够让儿童青少年的脑得到充分的锻炼和进一步的发展。

04

强固神经连接的方法

可以说,掌握新知识和新技能的最好方法就是在实践和体验中不断地练习。

这里所指的练习,并不只是写字、刷题、做作业,而是指为了使自己的某项技能更加精进所做的重复动作。所以练习可以是反复做数学题、背单词、写作文,也可以是重复舞蹈动作、弹奏钢琴曲目、反复投掷篮球。在学习了新知识、新技能之后,通过练习,大脑中相应的神经元连接也在不断地强化,相应地,儿童青少年就逐渐能够更加轻松、更加迅速、更加自信地完成任务。比如通过练习,儿童青少年思考得越来越快了,背诵得越来越正确了,弹奏得越来越流畅了,投掷得越来越准确了。那么,这些熟能生巧的背后,神经元之间的连接是如何加固的呢?

让我们再次回顾人脑的结构,如图 1-3(另见彩插)所示,我们的脑包括灰质和白质两种神经组织。灰质位于大脑表层,由紧密排列的神经元细胞体组成,它们最主要的工作是处理大脑中的信息,让我们具备处理信息、学习计算、存储记忆、掌握技能等和学习有关的能力。灰质下方是白质,白质由神经元的长轴突构成,最主要的工作,是把脑中的灰质连接起来,确保神经信号在脑中传递。如果把灰质中的神经元胞体比喻成分布在全国各地的“电话座机”,那么白质则是数百万根的“通信电缆”,负责将不同脑区的神经元连接起来,就像连接全国各地的电话座机。

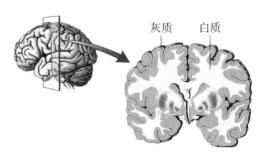

图 1-3 脑的灰质和白质

为了让通信更加快速准确,这些"通信电缆"最好要包裹上一层绝缘外皮,人脑也是如此。当白质包裹上一层名为髓磷脂的脂肪物质时,脑的电信号就可以更有效地在神经通路中移动,也就避免了传递过程中能量的损失。以练习拉小提琴为例,每一次练习,都让脑中和演奏小提琴相关脑区的髓磷脂增厚一些。这些包裹了足够髓磷脂的白质,就像一条从人脑直达肌肉的高速通道,让人脑这个司令部所下达的信息可以不受干扰地快速传递。可见,练习的过程,就是增加髓磷脂层数的过程!

脑科学家通过一个实验,证实了身体动作的重复可以增加白质上髓磷脂的厚度。在规定的时间内,三组小白鼠分别以低频率、中等频率和高频率练习跑步。结果不出所料,高频率练习的小白鼠脑中与运动相关脑区髓磷脂厚度增加最多,其次是中等频率组,而低频率组的小白鼠由于只是偶尔跑几步,因此它们相关脑区的髓磷脂厚度几乎没有任何改变。[①]

髓磷脂越厚,越能够确保电信号的传递,于是由人脑发出的命令,像是乘坐了高速通道,迅速通过白质传递给脊髓,并到达肌肉,给身体下达行动指令。世界顶级的运动员或者演奏家总是能够行云流水般地完成动作,我们经常误认为是足够多的重复练习让他们形成了肌肉记忆。但实际上,肌肉本身是没有记忆的,是不断增厚的髓磷脂造就了更加快速有效的神经通路,从而让运动员和演奏家呈现出精彩的表现。

我们常常听到家长或教师为这样一些孩子感到头疼:平时学习花费了大量的时间,也付出了刻苦的努力,做了很多的题目,但学习的效率和效果却不佳。比如经常写作业到深夜,很多时候还会为此引发亲子冲突和家庭矛盾;学习的压力让情绪也受到很大影响,从开始的低落甚至慢慢变得害怕学习、害怕上学。为什么这些孩子努力练习了,但效果却不好呢?

这是因为,练习的效果不仅仅和练习时间的长短有关,练习不应该是低品质的勤奋,练习的质量和效率更加重要。也就是说,"有效"才是练习的关键。儿童青少年需要了解和学习的,不仅是练习的方法,更是有效练习的方法。

那么,怎样的练习才是有效的呢?篮球历史上的传奇人物科比·布莱恩特,用他的篮球人生作了堪称完美的诠释:科比在六岁时,就开始用爸爸的袜子在家中练习投篮动作。在他的篮球生涯中,曾经创造了很多荣耀时刻:比如他曾带领湖人队拿下 5 次 NBA 总冠军、曾经 18 次入选 NBA 全明星阵容、4 次当选 MVP(Most Valuable

---

① TED 演讲:如何引导孩子有效学习. https://video. weibo. com/show? fid = 1034:4451645845602317.

Player,最有价值球员)、篮球职业生涯的总得分超过了"篮球之神"迈克尔·乔丹、单场最高得分高达81分等等。

科比很注重确保篮球练习的时间,比如他被人所熟知的666"魔鬼训练法"——每周训练6天,每天训练6个小时,每次训练分6个阶段,每天的训练包含至少3 000个投篮,以及各种力量练习。科比因此被认为是NBA联盟中最勤奋球员的代表人物,他的每日训练量超过了NBA历史上任何一个球星。然而,之所以取得这些他人难以企及的成就,并不能只归功于时间的付出和足够的努力,更要归功于科比练习的有效性。

第一,有明确的目标

在练习的时候有明确的目标,可以帮助儿童青少年摆脱漫无目的的练习,避免造成时间的浪费。而一个明确的目标,可能成为他们每天早上起床的动力。如果清楚自己的目标,以及如何通过练习来完成这一目标,他们就更有可能达成目标(有关目标设定,可参见本书第七章第4节内容)。

对于科比来说,他心中的最终目标只有一个,那就是成为全联盟最好的球员。他每天都在朝着这个目标前进,而且他真的做到了:科比曾4次获得全明星赛MVP。2020年2月16日,NBA官方宣布NBA全明星MVP奖杯,正式被永久地更名为"NBA全明星赛科比·布莱恩特MVP奖杯",人们以这样的方式,表达对这位篮球巨星深深的爱戴和缅怀之情。

对于尚处于学业征途中的儿童青少年来说,需要家长和教师引导他们思考:自己的目标是什么?是将来成为某一个领域的专业人士?还是考入自己心仪的院校?是通过乐器的考级?还是确保每一次作业的正确率?是每天坚持锻炼半小时?还是做到按时睡觉按时起床?不管这个目标是什么,只要它足够明确有意义,就应该朝着它坚定前行!

第二,足够专注

有效的练习需要保持专注的状态,也就是以高度集中的注意力投入其中。在一项心理学实验中,研究人员观察了260个学生学习的情况,发现对于那些始终将手机放在手边的同学来说,平均下来他们一次只能专注6分钟的时间。[①] 这个研究结果提醒我们,手机、电脑、电视等电子产品都是分散我们专注力的主要根源。当然,过多天马

① TED演讲:如何引导孩子有效学习. https://video.weibo.com/show? fid = 1034:4451645845802317.

行空但不切实际的想法、在完成学习任务时不合时宜出现的零食饮料,以及任何可能干扰儿童青少年完成当下学习任务的物品,都是影响他们集中注意力的潜在干扰源。

对于科比来说,无论失败还是成功,他都很少受到外界的干扰,一直专注于通过刻苦的训练来提升自己,然后成就了赛场上一个又一个的奇迹。他曾经说"重要的不是你做了多少训练,而是训练时你有多专注。"专注让人更强大!

对于需要集中注意力进行练习的儿童青少年来说,想要专注于当下的学习任务,需要最小化身边潜在的各种干扰源。即便在某些特殊时刻进行线上学习时需要使用网络,但在完成线下练习时,还是要确保能够在一定的时间内,远离电子产品,保持练习的专注度。

第三,从慢到快,根据反馈灵活调整

不管是背诵新知识,还是掌握新技能,刚刚开始上手的时候都可以先刻意地慢一些,在练习的过程中,再逐渐加速有质量的重复练习。这样做有助于儿童青少年及时发现问题,并在接下来的练习中,根据自己的感受和来自他人的反馈,瞄准现在某个方面的不足,及时进行灵活调整。

每场比赛结束之后,科比都会反复去回忆比赛的每一个细节,然后通过赛后反复的训练,有针对性地做出改进。在科比的新秀赛季,他曾经被主教练委以重任——在比赛的关键时刻去投绝杀球。当时科比在突入前场之后,做出了一连贯行云流水般的投篮动作,结果却投出了一个"三不沾"球(air ball)。最终,他所在的湖人队被横扫出局。虽然科比表面上装作不在乎这一切,但内心却承受了巨大的压力。经过一番总结之后,他发现自己之前投丢绝杀球的主要原因,是自己的身体在比赛后期已经很疲惫,腿部力量不足导致投出了"三不沾"球。针对这个问题,他加强了力量训练,还专门到洛杉矶田径中心练习短跑,以强化训练效果。此后,他投关键球的能力也不断得到提升。

对于儿童青少年来说,在学习新知识和新技能时,也要注意在刚刚上手的时候放慢一些,打稳基础,然后再根据每一次练习的情况,有针对性地解决问题。比如把某一学科中容易出错的题型分类整理、把容易弹错的曲子分段练习等等。要知道,我们的脑随时都在构建学习的网络,只有及时调整的练习,才能帮助脑修剪掉错误的神经连接,形成正确的神经连接。

第四,有计划地安排练习

在频繁的重复中,有计划地安排休息是顶级运动员和表演者常见的训练习惯。研

究表明,很多顶级运动员、音乐家、舞蹈家每周会花 50～60 个小时训练他们的专业项目,但是他们中大多数人会把训练时间,分成若干次可控时间段进行练习。

科比也是如此,虽然他每次的训练强度都非常大,但是仔细观察则不难发现,他会有计划地让练习和休息交替进行。比如每天第一阶段训练先做 3 000 个跳投,1 000 个仰卧起坐,若干次杠铃训练和折返跑,之后休息;第二阶段则进行腿部力量训练,之后第二次休息;第三阶段进行腹部力量训练、继续跳投、10 次 100 米短跑,投中 100 个罚球,之后第三次休息;最后进行肩部力量训练、折返跑和韧带拉伸等。

儿童青少年在完成学习任务时,也要注意安排好自己的个性化学习和休息计划,劳逸结合,保证每日的睡眠时间。适当的休息、足够的睡眠,对于我们脑的新陈代谢和潜能发挥,都是非常重要的。睡眠的重要性,后面的章节还会重点讲述。

第五,永不言弃的成长型思维

这一点非常重要,是否具备成长型思维决定了我们是否在遇到困难和挫折时是否仍然能够坚持练习。心理学家卡罗尔·德韦克将一个人的思维方式划分为两种:一种是僵固式的思维方式,另外一种是成长式的思维方式。持有僵固式的思维方式的人认为,一个人的能力是固定不变的,他们会忽视别人提出的建设性意见,害怕失败、总是避免挑战、容易放弃,成功时洋洋得意、失败时则悲观丧气,容易自我怀疑、止步不前。而持有成长型思维方式的人认为,一个人的能力,是需要靠后天的努力不断发展和提升的,他们更愿意接受挑战、受挫时能够坚持、认为成功来自于坚持不懈的努力,他们能从失败中吸取经验,认为失败不是表明自己愚蠢,而是提醒自己还有很多地方需要改进。

科比的绰号是“黑曼巴”,科比的精神被称为“曼巴精神”,他将这种精神定义为“永不言弃”,也就是在逆境中坚强、勇敢再勇敢、不停地创造奇迹。从六岁时开始热爱篮球、高中时拿到一个美国高中生可以拿到的有关篮球的所有荣誉的科比,也曾经有过防守失误、有过投丢关键球、有过在 NBA 坐冷板凳的经历,但具备成长型思维方式的他,不允许自己的人生被某一次失败所定义。相反,他将失败看成是一次及时的反馈,然后以此为契机不断改进自己,从而取得了更大的成绩。每当人们在屏幕前惊叹科比投出一个赏心悦目的绝杀球的时候,我们都应该知道,这里面包含了科比无数次的刻苦训练,以及永不言弃的精神。

儿童青少年正处于成长的关键阶段,家长和教师有必要提醒他们:无论身处顺境还是逆境,都不要轻易放弃提升自己。在求学路上,每个人都可能遇到学习中的困难、生活中的不便、环境上的不适,但只要坚定怀着成长型的思维方式去看待,相信所有的困境都是暂时的!

　　有目标、够专注、能调整、善计划、永成长,以这样的方式去历练自己,让有效练习的神经连接日益牢固、日益高效,让自己的能力日益精进、日益强大!

05

塑造环境促进脑发育

丰富的环境对于脑发育有积极促进作用,单一的环境则会对脑产生负面影响。在一个实验中,出生 16 天的小鼠被研究人员分为两组,其中一组小鼠和母鼠在正常的环境下一起生活,它们会接触到生活环境中的各种声音;另一组小鼠则处于单独的环境中,只能听到一个频率的声音。[①]

研究结果发现,在两组小鼠将近 50 天大的时候,接触正常环境中各种频率声音的这组小鼠,大脑中听力皮层能够对不同的声音产生清晰的频率图谱;而另一组在单一频率声音环境中的小鼠,听力皮层只能对一个频率的声音产生反应。

也就是说,对于单一环境下的小鼠而言,大脑只对听到的声音形成了神经连接,而对从未接触的声音则不再做出反应。

诺贝尔奖获得者、哈佛大学的休伯尔(David Hubel)和维泽尔(Torsten Weisel)极为细致地探索了大脑视觉皮层的结构。[②] 他们曾使用出生天数不同幼猫和幼猴,通过单眼视觉剥夺实验探讨了大脑视觉区域的可塑性。他们把刚出生的幼猫或幼猴的一只眼睛蒙起来,然后让它们和正常的幼猫或幼猴一样生活。几个月之后,研究人员取下蒙住眼睛的东西,发现尽管从眼睛的结构和功能上来看一切正常,但幼猫或幼猴被挡住的这只眼睛已经没有办法看到任何东西。也就是说,这只眼睛因为从出生就被蒙住,得不到任何来自外界的视觉刺激,于是这只眼睛和视觉区域的连接,就在幼猫或幼猴的大脑中被切断了。

---

① 杨滢. 让孩子受益一生的大脑开发课[M].海口:海南出版社,2021:8—9.
② 伟大的发现没有偶然——现代视觉之父、诺奖得主休伯尔. https://zhuanlan.zhihu.com/p/271952508.

我们人类的脑同样也是在环境中被不断塑造的。新生儿如果能够在安全、健康、丰富的环境中得到足够的照顾,就能够让脑按照正常节奏发育,在相应的阶段发展出视觉、听觉、触觉等能力。随后的学前期,如果养育者能够给予幼儿恰当的关爱和陪伴,比如经常拥抱幼儿、和幼儿一起讲故事、做游戏、听音乐等等,便可以帮助幼儿形成良好的运动能力和语言能力。到了学龄期,儿童在家庭、学校和社会中不断拓宽自己的认知领域,随着大脑皮层的逐渐成熟,他们的各项认知能力也逐步得到发展和完善。

需要我们注意的是,除了丰富的生活环境能够塑造人脑各项认知功能的发展,养育者和儿童青少年的互动方式也同样影响着人脑情绪功能的发展。前面提到脑神经连接遵循"适者生存"的原则,因此那些长期被忽视、打骂甚至虐待的儿童青少年,常常表现为对恐惧、悲伤等情绪异常敏感,但对于快乐、希望、满足等情绪则反应平淡。也就是说,如果儿童青少年始终处于压力和焦虑的应激状态中,身体就会持续产生压力激素,这会影响大脑突触的建立和修剪。换句话说,时常生活在让人感到恐惧、担忧和害怕的环境中,会让人脑中和快乐有关的神经连接,在突触修剪的过程中逐渐消失。

从这个角度出发,如果家长和教师希望儿童青少年对学习充满兴趣、对新事物充满好奇、对新知识充满渴望,就要经常提醒自己,不要在他们提出问题时,简单粗暴地打断,或者心不在焉地忽视;不要在他们提出质疑时,让他们只要照做,不要企图挑战已有的规则。每个儿童天生都对外面的世界充满好奇,当家长和教师为他们营造一个接纳和允许的环境时,用耐心和宽容和他们交流时,他们的脑才会建立起"思考"和"探索"的神经连接网络,为他们未来的学业生涯打下基础。

06

能力发展的关键时期

从婴幼儿阶段开始，人脑就会快速发育。首先是大脑皮层的发育，我们会发现，随着大脑当中运动皮层，也就是和身体运动能力有关的脑区的不断发展，婴儿手指的运动越来越灵活，从原来只会简单地抓、握，到能够握住奶瓶喝奶，再到能够用拇指和食指轻轻松松地把很小的玩具捡起来。其次，人脑两半球功能的专一化也在发展，表现为左脑更多负责思维中的逻辑性、理性因素和语言表达能力，而右脑更多负责创造性思维、情感和直觉反应。最后，各脑区彼此之间的连接也更为协调和紧密了。

到了小学阶段，虽然脑的发展速度不如婴幼儿期那么快，但小学生大脑的发展，仍然快于身体其他部分的发展。比如一年级 6 岁左右的儿童，脑约重 1 200 g。到了二三年级，也就是儿童七八岁的时候，脑的重量基本到达 1 400 g，已经接近成人的脑重量。脑中负责接收信息的神经元和负责传递信息的神经递质也变得越来越"专业化"，表现为只负责传输某一类型的信息，比如和语言相关的或和运动相关的信息，因此也逐渐成为"专业工作者"。从可观察的外在表现来看，我们会发现儿童的行为和思维越来越灵活，反应越来越快。这些变化都得益于脑的快速发展。

到了中学阶段，青少年的脑仍然处于快速发展的时期。主要体现在脑结构的精细化与功能的完善上。我们前面提到儿童的脑在六岁时，重量已经达到成年人的 90%。到小学毕业的时候，儿童的脑重量已经基本和成年人相当。到中学阶段，青少年的脑发育主要集中在神经连接的复杂化和精细化上。由于神经结构的变化，神经冲动传递的速度在中学初期开始显著提升，所以青少年在进入中学后，反应速度也更快了：比如他们在接受新知识的时候，学得更快；对于一些简单刺激的反应（比如说听到发令枪响要起跑的速度）也更快了。

这些显著的变化，和突触的修剪有着密切的联系。研究者观察并记录了婴儿刚刚出生时、6 岁时和 14 岁时这三个不同的发育阶段大脑皮层的突触密度，发现：出生时突触密度最低，很多神经元之间尚未形成连接；6 岁时突触密度到达顶峰；14 岁时突触密度再次降低。①

我们可以借助"雪地走路"的比喻来理解突触的修剪过程：在一场大雪过后，地上铺满了厚厚的雪，以至于根本看不到路。这时，一片空地上，有一些人走了过来，走出了几条不同的路，随着走过来的人越来越多，路也变得多了起来。但最后只有几条主要的通路，由于更加便利、省时、通畅，最容易被人们接纳，于是走的人越来越多，而其他的路由于走的人越来越少，慢慢地又被大雪重新覆盖。

结合人脑突触修剪的过程，再看儿童青少年的成长过程，发现同样如此：开始时婴幼儿对外界接触很少，大脑皮层没有形成网络；6 岁左右，大量的生活接触让幼儿脑中形成了各种网络，但在随后的经历中，有一些对生活和学习并没有太大的用处，因此没有得到足够的强化，于是便自然而然地慢慢消失了。而那些最后留存的主要干线，就是成长的必经之路，形成了非常重要的学习、生活和工作必备的神经网络。

我们经常听到儿童某种能力的发展具有关键期。的确如此，所谓关键期的最主要工作，其实就是形成相关能力的神经网络。在这个关键的窗口期，如果脑获得了某种类型的输入信息，创建并巩固了相应的神经网络，个体也就发展出了相应的能力。之所以被称为"关键期"或"窗口期"，是因为在这个时期学习某种知识或掌握某种技能的速度很快，能够起到事半功倍的作用。

比如，8 岁之前是学习各种运动技能的最佳时期，我们看到的奥运会金牌得主或者某项竞技运动世界级顶尖选手，基本在 8 岁之前就开始勤学苦练了。

词汇学习的关键期从出生后 2 个月左右就开始了，此时的婴儿开始咿咿呀呀。8 个月左右婴儿开始掌握简单的词汇，会叫爸爸妈妈。18—20 个月大的时候，婴儿脑中的语言区变得非常活跃，一天甚至能学会十多个词语。在词汇发展的关键期，父母，尤其是父亲和婴儿的谈话有助于词汇量的扩充。而帮助他们掌握较为丰富词汇量，并且懂得大多数词的意义，对于入学之后的阅读和学习都非常重要。

口语发展的关键期从出生就开启了，基本在 10—12 岁合拢。也就是说，在这个年

---

① 尹文刚. 神奇的大脑[M]. 北京：世界图书出版公司，2012：41.

龄之后，一般来说个体无法再习得语言。比如我们听说过和狼群一起长大的"狼孩"，即便回到人类社会的正常生活环境中，依然很难学会人类的语言。

学习外语的关键期大约在出生后9个月到8岁。在这个阶段学习一门第二语言，通常能够更加快速地掌握正确的语音，对于语义和语法的理解也更容易。虽然8岁之后也仍然可以学习某种语言，但想要达到该语言母语使用者的熟练程度，相较之下难度会更大。

阅读能力发展的最佳时期是3岁到12岁。在这个阶段鼓励儿童多读书，对于未来应对各种需要"理解意思"的学习和生活任务，都大有益处。

学习乐器的关键期根据个体运动技能的发展程度不同有所差异。比如两三个月大的婴儿虽然可以随着音乐东摇西晃，但此时运动能力的发展还不够。而3岁左右的儿童通常可以灵巧地应用双手，在随后恰当的时间，就可以尝试弹奏钢琴等乐器了。

当然，有一些能力的关键期开始得较晚。比如自控能力的发展大约从六七岁开始，并一直延续到20多岁，这和负责自控能力发展的前额叶发育成熟最晚有关。

另外，行为习惯养成的关键期大概在7岁之前。也许很多家长和教师会感到沮丧——难道7岁之后的孩子就没有办法养成好的习惯了吗？当然不是，前面提到，所谓关键期是指在这段时间可以事半功倍地形成某种能力。在关键期之后，仍然可以习得新的技能。这是因为脑的发展是一个持续终身的过程，即使过了关键期，学习对于脑的塑造作用也还在继续。只是错过了关键期，个体的学习会更加困难，需要花费更多的时间和精力。

在了解了脑的发展特点之后，家长和教师就应该允许儿童青少年根据他们阶段性的特点，找到自己感兴趣且擅长的事情，并鼓励他们多尝试。同时还需要提醒儿童青少年，做事不能只是三分钟热度，要有所坚持，才能在脑当中建立比较牢固的链接，否则就无法对脑的发展起到促进作用。

07

脑持续终身的可塑性

之所以在关键期之后仍然可以学习,是源于脑的可塑性。脑科学领域把脑为了适应环境变化而不断发展的能力,称之为脑的可塑性。

后天的学习能够改变人脑的结构,促进对应脑区的发育,也就是说,学习过程本身就是脑被塑造的过程。儿童青少年时期脑的结构和功能都在持续发展中,是脑可塑性极强的阶段。尽管随着年龄的增长,脑的可塑性会下降,但可塑性在一定程度上是能够持续终生的。

我们知道,人脑发展遵循"用进废退"的原则:经常得到训练和刺激的脑区会变得越来越发达,而某些没有被激活或者极少使用的功能会慢慢减弱。以下三个研究结果,让我们看到了在脑可塑性较强的学龄段,学习和训练是如何改变大脑功能和结构的。

在一项研究中,研究人员对学前到二年级的孩子进行了长达四年的追踪研究。[①] 结果发现,长期接受音乐训练的儿童,和音乐能力相关脑区更发达,具体表现为大脑的感觉运动皮层和两侧枕叶皮层部分脑区灰质体积上的差异:接受音乐训练的孩子的要显著大于没有接受音乐训练的孩子。

对于脑正在快速发育中的儿童青少年来说,不仅是长期的训练,仅仅是几天的训练,都有可能带来脑结构的变化。一项研究让参与者连续三个月每天练习杂耍,并分别对参与者练习前和练习后的脑进行扫描。结果显示,这些参与者练习杂耍后,大脑

---

① 边玉芳. 读懂孩子(6—12 岁)[M]. 北京:北京师范大学出版社,2017:28.

中负责视觉运动信息加工的脑区灰质体积增大了。在此之后,参与者没有再继续练习。当研究人员在三个月后,再次对他们的脑进行扫描时,结果显示,之前变大的脑区又恢复到了原来的体积。①

脑的可塑性让我们能够持续学习,而且在任何年龄都可以掌握新知识和新技能。相比成年人,儿童青少年的脑更活跃,可塑性更强,但人们往往十分重视儿童早期,而忽略青少年时期的脑开发。实际上,青少年的脑依然潜力十足,青春期是人脑自我整合、修整和重塑的高峰期。青春期阶段科学的干预和支持,可以在一定程度上弥补儿童早期的不足,极大地促进个体的发展。

基于这些认识,教师和家长要更加重视发挥教育、环境等方面的积极作用。通过改进学习方法、组织开展有益活动等,帮助青少年更好地塑造脑,促进其生理和心理的健康发展。教师可以用形象生动的方式呈现学习在脑中实现的过程,让学生理解"重复"对脑塑造的意义。只有反复练习和持续努力,才能促进脑神经突触的形成,并增强神经元之间的联系,从而让大脑连接更紧密、更广泛,信息加工更高效。

---

① 董奇.知心育人(中学版)[M].北京:教育科学出版社,2021:5.

08

髓鞘化对学习的影响

前面我们提到,为了提高电传导的速度和准确性,脑白质,也就是脑细胞的长轴突需要被髓磷脂包裹起来,让轴突绝缘。这样,就可以避免在多个神经元同时工作时,不同神经元的电信号相互干扰。也就是说,髓磷脂具有调控神经信号传递的作用,可以使信号快速、正确地传导。如果发生异常,即神经信号在传递过程中外泄,则有可能导致智力障碍或精神疾病。

脑白质包裹上髓磷脂的过程,被称为髓鞘化。不同脑区髓鞘化发生的时间有所不同,髓鞘化的开始时间和完成程度也会影响学习和自控能力的发展。髓鞘化从大脑皮层后部开始:新生儿出生时,脑内的髓鞘并没有完全形成;4 岁之前,基本脑功能区的髓鞘化已经完成,比如大脑后部的视觉皮层;随着年龄的增长,髓鞘化逐渐扩散到大脑皮层前方(前额),包括语言功能区和自我控制区等;直到 25 岁甚至 30 岁才基本完成整个脑的髓鞘化。

不同脑区在髓鞘化过程中存在的差异,导致儿童青少年在认知、情感、行为等方面存在不均衡性。从中小学生的行为表现来看,小学生的运动等功能发展比较成熟,但注意力集中维持时间较短,容易分心;初中阶段的学生运动能力有显著提高,肢体协调能力已经能达到最好水平,但他们的自控能力仍然不足,很容易因为冲动和他人发生冲突,或者做出一些非理性的决定。直至高中甚至大学阶段的学生,自我控制能力才能基本达到成人的水平。

作为人脑的高级功能区,前额皮层负责推理、计划和判断。可以想象,这些技巧都是随着年龄增长从经验中得到的。由此我们也可以推测,有些青少年做事缺少条理、决策能力不如成年人，原因之一就在于前额皮层还没有完成髓鞘化。

与前额的"晚熟"相比，和情绪（包括愤怒、恐惧等强烈的情绪反应）有关的脑区（人脑边缘系统）则发育较早，大约在青春期初期就逐渐趋于成熟了。这两个功能脑区的发展速度不同，使得青少年在面对那些"快乐"和"危险"并存的刺激时（比如飙车），特别想要尝试。但是由于他们的前额叶所负责的冲动抑制功能还没有成熟，还不足以起到警示的作用，所以在某些特定的情绪情境中，他们寻求快乐和刺激的渴望，会远远超过危险的警示。这就使得他们像"脱缰的野马"一样冲动、爱冒险，也在一定程度上解释了：为什么青少年会更可能面临较大的意外伤害风险。

研究发现，在髓鞘化的关键时期，包括胚胎发育晚期和青春期，环境因素的改变给个体带来的影响很可能持续一生。此时个体抽烟或者接触二手烟，就会导致白质受损，因为尼古丁会影响大脑胶质细胞表面的受体，而这些受体对于调节脑细胞发育极为重要。[1] 对于青春期阶段的孩子来说，大脑前额皮层此时刚刚开始髓鞘化的过程——虽然前额的神经元已经基本发育成熟，但髓鞘化还处于不稳定的状态。加之脑发育的不均衡性，让青少年对于风险的控制能力减弱，因此他们非常容易出现物质成瘾，而且一旦成瘾，就很难彻底戒除。一项研究显示，只要吸几支烟，青少年的脑就会开始重塑，制造出新的尼古丁受体，这会让戒烟变得非常困难，脑细胞也会产生不同程度的坏死和萎缩。饮酒对青少年的大脑也会产生破坏性的影响，损伤他们的认知行为和情绪机能。酒精会对脑中和记忆有关的区域产生抑制作用，不仅会杀死原有的神经元，还会损害新生神经元的发育，对脑结构造成永久性的伤害。对于自控力原本就发育不足的青少年来说，接触烟草等物质，显然让他们陷入成瘾的可能性大大增加了。

此外，"被长期忽视"同样会影响髓鞘化进程。研究发现，如果儿童青少年被长期忽视，比如缺少成年人照顾的留守儿童，由于没有得到足够的关怀，他们脑内连接左右半球的胼胝体上的白质就比较少，最严重的比正常儿童少17％。[2] 由于人脑在完成几乎所有任务时都需要左右半球协调合作，所以对于这些儿童而言，不论是完成学习任务，还是进行人际交往，他们面临的挑战都更大更艰巨。

---

① R·道格拉斯·菲尔茨. 智力基石：大脑白质[J]. 冯泽君，译. 环球科学. 第一科学视野大脑与认知，2012：14—21.

② R·道格拉斯·菲尔茨. 智力基石：大脑白质[J]. 冯泽君，译. 环球科学. 第一科学视野大脑与认知，2012：14—21.

因此,家长和教师一方面要强调烟、酒等容易成瘾的物质对脑发育的危害,让青少年明白一时的尝鲜,可能会给脑带来无法挽回的损害;另一方面也要给予儿童青少年足够的照顾和关怀,让他们的脑在安全的环境下更好地发育,以应对未来学习和生活中的诸多挑战。

09

"冲动"的脑易成瘾

我们已经了解了儿童青少年的脑存在发育的不协调性。这种不协调性主要体现为负责情绪反应的边缘系统已发育至相对较成熟的水平，而负责复杂性思考和理性决策的前额叶皮层却尚未发育成熟。因此，青少年会表现出感受力丰富、热爱运动、好奇心强、喜欢冒险等特点，但仍存在情绪不稳定、自我控制能力相对其他能力发展较为滞后等特点。

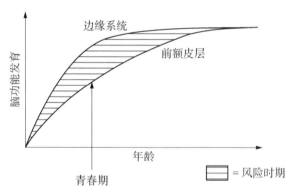

图 1-4　脑发育的不平衡增加了成瘾的风险

由于青少年的额叶发育还不成熟，相比成年人，他们在风险预测和行为控制上都略逊一筹。即使有些青少年能够靠理智控制自己，通常他们也要比成年人付出更多的努力，才能较好地抵挡住诱惑。所以当面对各种可能带来即刻回报的诱惑时（比如网络游戏），儿童青少年往往比成年人更容易成瘾。

有研究者提出,青少年之所以是各种成瘾问题的高发人群,正是因为脑的发育过程中,与寻求刺激和奖赏有关的边缘系统发展过于迅速,而与认知控制相关的前额叶发展又相对迟滞。两条曲线之间的距离反映了边缘系统和前额叶功能发展不平衡的程度,也预测了成瘾等各种问题行为的风险水平(图1-4),这也就是为什么游戏对于青少年的吸引力会特别大。[①]

什么是游戏成瘾?

说到如何看待游戏,我们可能会听到各种声音:有的人认为游戏很好玩,很有趣,很有意思,很刺激,让人兴奋,玩游戏时感到很开心;也有的人认为游戏无非是为了娱乐、为了消遣,没什么意义;当然还有人对游戏的看法更糟糕,觉得游戏不过是让人上瘾、玩物丧志、浪费时间的东西。的确,当青少年因为游戏玩得太多影响了自己的学业、社交,甚至是生理和心理健康时,越来越多的人对"电子游戏成瘾"充满担忧。

随着信息化快速发展,电子产品几乎已经成为我们日常生活中的一部分。那么,是不是只要儿童青少年喜欢玩游戏,就是游戏成瘾呢? 答案是否定的。

世界卫生组织发布的《国际疾病分类》将沉溺于电子游戏列为一种精神疾病,将游戏成瘾定义为:对一种电子游戏的自控力低下,将游戏优先于其他兴趣和日常活动之前,即便明确知晓会面临负面影响,也依然会持续进行或增加游戏的时间。游戏成瘾与一般玩游戏有所不同,其表现出以下三个方面的显著特征:

- 个体失去控制力,日益沉溺于游戏,导致自身其他兴趣和日常活动都必须让位于游戏,即使出现负面后果,仍然不能控制自己的行为,继续沉迷于游戏。
- 该游戏行为模式足够严重,已经损害了个体真实的生活活动,导致对个人、家庭、社交、教育或其他重要领域造成重大损害,比如对挫折缺乏抵抗性;性格孤僻;丢失包括社交、体育等在内的活动能力。
- 沉溺游戏的行为已经持续了至少12个月。成瘾的儿童青少年通常需要持续玩游戏,以获得快乐,减少不适,比如紧张感等。

---

① 李琦,齐玥,田莫千,张侃,刘勋. 网络成瘾者奖赏系统和认知控制系统的神经机制[J]. 生物化学与生物物理进展,2015,42(1):32—40.

案例：小辉的故事

小辉今年 15 岁，对于在线的电子游戏非常地上瘾，每个晚上他都要玩《英雄联盟》的游戏，直到凌晨 3 点。玩游戏带来的睡眠不足，让他的健康状况也不断恶化。当然，他的学业也受到很大影响，几乎所有学科的平均成绩都有了非常大的退步。小辉的老师多次提醒，父母也尝试进行过干涉，比如苦口婆心地劝说、拿走小辉的电脑，甚至断掉家里的网络。但是事与愿违，小辉晚上干脆不回家，到别的地方去玩。劝说无效时父母也曾和小辉发生激烈的言语和肢体冲突，但小辉不但没有改变的意愿，反而对父母说，他自己也不想做其他的事情，除了游戏他什么也做不了。看到小辉几乎完全放弃了自己，可以想象他的父母当时是多么的绝望。

结合之前提到儿童青少年脑发育不平衡所带来的影响，我们能够理解，玩游戏满足了小辉脑中边缘系统对刺激、情绪和奖赏的强烈需求。但是，他还未发育成熟的前额叶在克制玩游戏的时间、及时喊停等方面，并没有发挥什么作用。

游戏让人沉迷的原因

当然，除了人脑发育本身的特点，网络游戏之所以对儿童青少年拥有这么大的吸引力，还有其他几方面的原因：

首先，网络本身的属性容易让人对它过度依赖。网络的匿名性、便捷性和逃避现实性等属性，容易对个体产生巨大的吸引力，从而导致个体过多使用网络，在网络世界里毫无约束地寻求奖赏，最终导致网络成瘾。其中，匿名性是指个体在网络里可以隐藏自己的真实身份，认为自己可以在网络里做任何自己想做的事、说自己想说的话，不用担心谁会为此指责自己；便捷性是指个体足不出户，动动手指就可以做自己想做的事情；逃避现实性是指在压力情境下，个体可能通过刷短视频、网上购物、玩网络游戏等网络行为找到安慰。[①]

其次，从技术层面看，网络游戏通常采用最先进的技术手段呈现虚幻逼真的情景。在游戏世界中儿童青少年可以体验到直观、真切的感受，游戏画面可以说令人心旷神怡，让人流连忘返。作为家长和教师，我们需要提醒他们：看似你只是面对一个屏幕，

---

① Young K S. What makes on-line usage stimulating: potential explanations for pathological Internet use [J]. The 105th Annual Convention of the American sychological association, Chicago, 1997.

但屏幕背后却是成百上千甚至成千上万的游戏设计师、工程师,正在千方百计争夺你的注意力,希望用他们设计的游戏来牢牢地吸引你的注意。

再次,从心理需求层面看,心理学家马斯洛认为人的需要包括生理需求、安全需求、归属和爱的需求、尊重的需求和自我实现的需求五个层次(图1-5)。对网络游戏行为心理因素的分析发现,网络游戏行为的心理需求,按照需求的强度大小,依次由交往与归属的心理需求、缓解压力与宣泄、寻求刺激、成就体验,以及逃避现实的心理需求五个维度构成。[①]

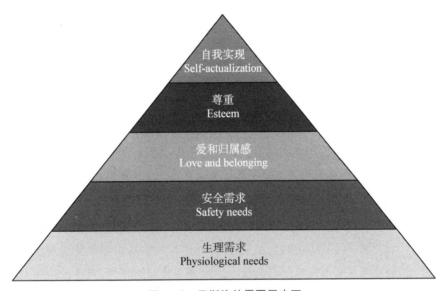

图1-5　马斯洛的需要层次图

如果在现实生活中,儿童青少年的基本心理需求得不到满足,那么他们便很有可能转向网络游戏,来寻求自身需求的满足,进而发展成为网络游戏成瘾。

交往与归属需求。所谓交往与归属的需求,即渴望与人沟通、感受团队带来的温暖和安全感。对于青少年来说,能够和伙伴建立起积极的同伴关系,能有效预防他们病理性使用网络;而总是遭到同伴拒绝,或缺乏亲密朋友的青少年,则更有可能通过互联网来寻求友谊和情感。

从这个角度出发,网络游戏对同伴关系不良的儿童青少年具有显著的心理补偿作

---

① 腾洪昌,王晓庆.网络游戏行为的心理因素探析[J].重庆电子工程职业学院学报,2010,19(05):97—100.

用,在网络游戏中他们可以放松心情或发泄不良情绪,缓解现实中同伴关系不良带来的不利影响。在现实生活中同伴交往受挫的青少年,可以在游戏平台上,通过发送表情、图片和语言等方式,与其他人交流互动,建构新的人际关系,获得情感慰藉,这也强化了他们依赖网络游戏进行社会交往的行为,使得网络游戏成瘾的可能性大大增加。

也有一部分儿童青少年面临网络游戏使用的同伴压力。对于重视同伴关系的青少年来说,他们可能会为了获得友谊、保持和同伴一致,不得不加入某个网络游戏团队。消极的同伴压力是导致青少年网络游戏成瘾的重要因素之一,当他们现实生活中的同伴玩网络游戏的比例越大、过度使用网络游戏的行为越多、沉迷网络游戏的程度越强烈时,这些青少年承受的来自同伴的消极压力也越大,因此也更容易网络游戏成瘾。

缓解压力和宣泄不良情绪。即通过游戏来发泄现实中的不良情绪,缓解现实中的无奈与压力。过重的学习压力、过高的学业期待、紧张的亲子关系,以及父母过于严厉惩罚、拒绝否认、忽视冷漠、放任溺爱等不恰当的教养方式,都可能导致儿童青少年通过接触电子游戏来排解苦恼和发泄不良情绪。可见,有效预防青少年游戏成瘾或者其他问题行为的关键,在于家长要掌握正确的教养方式,包括调整并形成对孩子合理的学业期待,帮助他们缓解过重的学业负担,重视改善亲子沟通方式等。

寻求刺激。主要指儿童青少年被游戏的情节所吸引,渴望体验不同于现实生活的离奇经历。比如网络游戏运用的三维技术,演绎出壮观的场面和优美的画面,能够从视觉、听觉、触觉等多感觉通道让游戏玩家体验身临其境的感觉,感受到一种更直观、更接近真实世界的认知方式。再比如,角色扮演类游戏作为最受欢迎的游戏类型之一,通过游戏的虚拟现实性和互动性,能够满足游戏玩家在一个虚拟的世界体验各种不同寻常经历的需求。①

成就体验。主要指通过在游戏中取胜或实现现实中所不能的事来体验成就感。网络游戏能够让成千上万的人同时在线玩,将游戏玩家化身为各种角色,鼓励玩家"过关""升级",玩家随着级别的增高,便能够在虚拟网络社会中会拥有超乎寻常的能力和"德高望重"的地位。另外,对于青少年来说,同伴关系是他们社交关系的核心部分,良好的同伴关系可以帮助他们建立更高的自尊感,获得更多的积极情绪体验;不良的同伴关系则会导致低自尊感,还会诱发诸如孤独、焦虑和抑郁等不良情绪。在游戏中他

---

① 腾洪昌,王晓庆.网络游戏行为的心理因素探析[J].重庆电子工程职业学院学报,2010,19(05):97—100.

们可以借助游戏角色来体验获得同伴支持的成就感,甚至通过在游戏中组建团队体现领导力,重获自信,提升自尊。

逃避现实。即通过游戏逃避现实的烦恼与压力。家庭的矛盾性和亲密度对小学生网络游戏成瘾倾向性有显著影响,其中,家庭矛盾性影响最大,其次是家庭亲密度。具体来说,家庭矛盾越突出,儿童青少年网络游戏成瘾倾向越高,而家庭亲密度越好,儿童青少年网络游戏成瘾倾向则越低,这也从侧面反映了青少年沉迷于网络游戏的一个很重要的因素,是为了逃避现实中的不良的家庭关系,上网玩游戏是希望在虚拟世界中缓解不安情绪,寻找情感慰藉。

网络游戏如何影响儿童青少年的脑

家长和教师面对游戏成瘾的儿童时,通常会责怪他们缺乏自制力,难以管教,同时为他们的学业和未来担忧不止。网络游戏究竟让儿童青少年的脑发生了什么样的变化? 是否有可能利用游戏,帮助孩子走好学业的"打怪升级"之旅呢?

这里我们要对人脑的结构作一些回顾。我们知道脑白质是人脑的重要组成部分,是不同脑区间进行沟通的桥梁。众多研究发现,类似酗酒、海洛因依赖和可卡因成瘾等物质滥用,会造成人脑中的白质纤维束异常,这些异常发育的脑白质,又会反过来减弱儿童的认知、决策和自我控制能力。

中国科学院武汉物理与数学研究所的研究团队选取了 35 名 14—21 岁的青少年作为实验对象,利用磁共振成像技术,对这 35 名被试(其中 17 名青少年通过网络成瘾诊断问卷判断后,被界定为具有游戏成瘾问题)进行脑部扫描。结果发现这些孩子脑中一些白质纤维束区域的微观结构存在异常。更重要的是,其损伤的模式与英国科学家在鸦片依赖患者中看到的结果非常类似。[①] 此外,研究发现游戏成瘾患者脑白质异常程度和他们的焦虑程度显著相关,也就是说对游戏依赖越大的青少年,脑白质结构异常程度越大,他们也通常表现出更高程度的焦虑情绪。当然,核磁共振技术的研究只能说明游戏成瘾的青少年脑的某些区域存在异常,但脑的异常与游戏成瘾之间的因果关系还需要进一步研究确认。

为了进一步研究游戏成瘾可能影响的神经机制,研究团队利用功能近红外光谱技

---

① 沉迷游戏让大脑"很受伤". http://www.wipm.ac.cn/kxcb/mtbd/201807/t20180730_5051858.html.

术(fNIRS)实时监测了 24 名大学生志愿者(他们只是普通玩家,并非游戏成瘾者)在玩一款名为《英雄联盟》的游戏期间的脑功能活动,对志愿者在游戏过程中背外侧前额叶(DLPFC)和腹外侧前额叶(VLPFC)等额叶皮层区的实时功能活动进行了提取与分析。背外侧前额叶(DLPFC)是人脑中负责执行控制的区域。在之前德国科学家做过的研究中,研究者发现玩家每天花半个小时玩单机游戏,连续玩两三个月,背外侧前额叶(DLPFC)受到了锻炼,变得更大、更强了。但中科院武汉物数所研究团队发现,网络游戏成瘾者该脑部区域的功能连接下降,他们玩游戏的过程中,这个本来应该负责执行控制的背外侧前额叶(DLPFC),在很多时候是被关掉了。具体表现为玩家在游戏中击杀对手、或者和队友共同击杀对手之后,这个区域就会被显著抑制,此时玩家可能就处于一种"杀红眼"的状态,但由于背外侧前额叶(DLPFC)处于关闭状态,导致现实生活的执行控制功能也不再发挥作用,所以游戏成瘾者会表现出沉迷在游戏中不能自拔的状态。[①]

在前面的案例中,小辉最开始也许只是想要通过玩游戏来避免一些糟糕的想法、感受和体验,又或许是想要逃避紧张的现实和学习的挑战。在游戏中,每一次战胜对手,每一次取得佳绩,都让他大脑中的多巴胺回路,也就是大脑的奖赏中心〔脑中名为伏隔核(nucleus accumbens)的区域〕得到了充分的满足,多巴胺不断向他的脑传递信号:"请继续重复、一直重复这些让我感到愉快的行为。"也就是说,奖赏机制需要更强烈的刺激才能得到满足。如同其他物质成瘾一样,小辉脑中的奖赏机制逐渐产生了"耐药性",他需要不断地增加玩游戏的时间,才能更好地让脑获得被奖赏的感觉。

这个故事我们可能都很熟悉,小辉也许就是那个家长和教师口中沉溺在网络游戏中无法自拔的"坏孩子"。对小辉而言,虽然暂时看起来玩网络游戏让他心情舒畅,但从长远来看,他逐渐失去了对自己行为的控制感,甚至连他自己都不相信还有其他方法能解决当下的问题:压力越大,就越想要通过玩游戏缓解不适感,但这样一来,用于解决现实问题的、积极行动的时间和精力就更少了。于是,问题变得更加糟糕,压力变得越来越大。之后他有极大概率会选择花更多的时间玩游戏,以逃避现实,从而陷入一个恶性循环。

---

① Yue Li, Lei Zhang, Kehong Long, Hui Gong, Hao Lei. Real-time monitoring prefrontal activities during online video game playing by functional near-infrared spectroscopy〔J〕, Journal of Biophotonics, 2018.

打破恶性循环

这个恶性循环可以打破吗？有什么其他的转机吗？

如果电子产品和网络游戏已经不可避免地出现在了儿童青少年的生活中，那么，与其"堵"，不如"疏"。也就是说，我们不妨转变思路，利用游戏优势，帮助儿童青少年把学习和人生，也变成一场打怪升级的冒险之旅。

这个思路的转变，首先要从转变对待游戏的态度开始。如果我们带着积极的眼光去看待"玩游戏"这件事，比如玩游戏可以找到朋友之间的共同话题、可以了解新事物、可以在漫长一天的学习之后稍作放松、为自己积蓄能量等，我们就更有可能把游戏化的思考方式和行为方式带进日常生活。

如果玩游戏不是为了逃避现实，而是怀着积极的目的，就有可能让儿童青少年更快乐、人际关系更好，甚至促进他们在现实生活中取得成功。也就是说，我们可以先停下来，不再把游戏看成现实生活的"避难所"，而是试着去发现游戏的"益处"。

发现游戏的益处

说到游戏最初的形式，其实大都和身体活动有关。比如跳房子、跳绳、捉迷藏等等。我们都知道，身体活动不仅可以改善身体健康，还能怡情养性、稳定情绪。另外，也有不少游戏和思维锻炼有关，比如猜谜游戏可以让我们保持大脑敏捷，棋牌游戏可以促进人和人之间的交流和互动。

以上这些传统游戏是我们优先推荐的游戏类型。但是让家长和教师感到焦虑的，更多是电子游戏和网络游戏。其实，它们同样也有着各种不同的益处：比如赛车类电子游戏和一些快节奏动作游戏（如 SWITCH），不仅需要游戏玩家调动视觉注意力和空间智力，还要求玩家要具备收集信息和灵活寻找备选策略等方面的能力。其实，以上提到的这些能力和儿童青少年认知能力发展也是息息相关的，是未来从事科学、技术、工程、数学等领域的工作所必备的能力。

再比如单机益智类游戏，包括愤怒的小鸟、超级马里奥、开心消消乐、俄罗斯方块等等，可以帮助我们体验积极情绪、改善焦虑情绪、更好地应对高压情况带来的沮丧感。

大型的网络社交类游戏，比如英雄联盟、魔兽世界、王者荣耀等，都是需要自发组队或协同合作的游戏。想要玩好这些游戏，玩家通常需要具备合作的心态、与人沟通和协作的能力、甚至领导和激励团队成员的能力。

当然，还有很多游戏和儿童青少年的各种能力发展有关：探险类游戏对推理能力和记忆力的发展很有帮助；跳舞类的游戏可以帮助锻炼体能，增进和家人的沟通；创意类的游戏可以发展儿童青少年的想象力和创造性等等。

分享了这么多类型的游戏，我们发现，不管是哪一种类型的游戏，都至少有三个益处：

一是休闲放松。适度游戏可以让儿童青少年更好地应对压力和痛苦。当然前提是控制游戏的时间，不过度沉溺其中。

二是获得盟友，建立良好的人际关系。因为玩共同的游戏，儿童青少年彼此之间就有了共同的体验，共同的基础，共同的话题。而一旦彼此开始互动，交流的话题也很可能从游戏逐渐扩展到游戏之外的其他话题，比如生活、比如学习、比如爱好和特长等等。游戏还能提供机会，让儿童青少年模拟互惠，向他人提供帮助，展示自己的善意。在游戏里，他们可以和朋友分享一些额外的道具，来帮助他们渡过难关，还可以通过游戏来缓和交友过程中可能发生的矛盾。研究表明，游戏中彼此表现出来的持久支持，能够促进双方的信任感。[1]

三是建立自我效能感，从而激励自己更好地迎接挑战。自我效能感是一个心理学术语，它指的是一种信念，即个体认为自己能够给自己的生活带来积极的转变，相信自己具备解决问题或达到特定目标的技术和能力。成年人和儿童青少年可能都曾经有这样的经历：内心有强烈的动机，比如真的很想实现财务自由，或者真的很想提高自己的成绩，真的很想，非常非常想。可以说动机是非常强烈的，但能否把这份强烈的动机转化为持之以恒的行动，关键之处就在于是否具有比较高的自我效能感：当一个人相信自己有能力达到目标时，就会调动更多的资源，更加积极地投身实践；但如果对自己的能力毫无信心，结果很可能就是三天打鱼两天晒网，一切只是想想而已。

其实，游戏之所以让人留恋，就是因为所有的游戏，都在有意地让游戏玩家随着时间推移，不断提升自己的竞争力，换句话说，就是不断构建游戏玩家的自我效能感。

---

[1] 简·麦戈尼格尔.游戏改变人生[M].吕佳,等,译.北京:北京联合出版公司,2018:36.

迁移游戏中的优势

那么,怎么才能让这些游戏的益处迁移到生活和学习中,为儿童青少年助力呢?其实很简单,只要按照下面三个步骤进行就好:

第一步,让儿童青少年列举出自己最喜欢、最经常玩的游戏名称。

第二步,找到这款游戏的益处,或者说这款游戏发挥和发展了自己的哪些能力?

第三步,将游戏与自己的现实生活相联系,想想看自己在游戏中所展现的优势,可以帮助自己实现哪些生活中的目标?应对生活中的哪些挑战?

通过这样的几个步骤,家长和教师就可以引导儿童青少年利用游戏中获得的优势去改变生活,鼓励他们带着游戏思维去迎接学习和生活中的挑战。

前面案例中提的小辉同学,在尝试了各种方法并且被证明无效之后,他的父亲在心理咨询师的建议下,按照以上三个步骤,和小辉做了深入的交谈。要知道,玩好《英雄联盟》这种大型社交角色游戏,是非常需要策略的——游戏玩家需要不断掌握新的技能以应对挑战,甚至很多时候还需要组建团队、协同作战。作为游戏高手,小辉显然是具备这些游戏优势的。

这一次,父亲没有简单粗暴地禁止游戏或者一味表示对小辉的失望,而是选择和儿子促膝长谈。这让小辉感到非常惊讶,他感受到父亲谈话中对自己能力的认同,也放下了内心对父亲的戒备。值得注意的是,小辉父亲这次谈话的精妙之处,并不只是接纳了"游戏"和"玩游戏的孩子",而是为孩子的心里埋下了"希望的种子",让孩子对于解决自己学业等现实问题的"自我效能感",开始慢慢扎根、发芽。

对于小辉来说,这一次真的发生了非常大的变化。当然他并没有停止玩游戏,但是却开始好奇:既然自己可以在游戏当中取得这么大的胜利,那么这些游戏优势,包括他在游戏中敢于应对挑战的决心、他钻研和研究技能的能力以及他对于游戏团队的领导能力,在现实生活中能帮助他获得什么样的成功呢?

带着这份觉察,小辉开始在生活和学习中运用他的这些优势,比如他先制定了自己的学习目标,并且开始付诸实践:他用游戏的方法来设定自己的学习任务,并且像完成游戏任务那样非常认真地对待每一个任务,他规划了自己想要解锁的每一项成就,还组建了一支团队——包括他所信任的老师,他的父母,还有他的同学,来帮助他、陪伴他一起走上"打怪升级"的求学之路。

不难看出,小辉的改变在于建立"自我效能感",激励自己迎接挑战。我们知道自我效能感是一种信念:"我自己能够给自己的生活带来积极的转变""我相信自己具备解决问题或达到特定目标的技术和能力。"网络游戏里经常通过给予玩家"能量块",来帮助游戏玩家复原体能、增进技能,"能量块"或许是神奇的药水,或许是金币奖励,或许是增加生命值的救护包,或许是增加技能的道具,不论是哪种形式,这些"能量块"都是游戏中提升玩家自我效能感的关键之处。所以接下来,家长和教师需要做出的思维转变,就是利用游戏思维,为儿童青少年的现实生活提供"能量块"。

这里能够滋养儿童青少年自我效能感的"能量块",绝不仅仅是物质上的吃饱喝足穿暖,而是要看到他们行为背后的真实需求。还记得和儿童青少年网络游戏行为有关的那些心理需求吗?它们是:交往与归属的心理需求、缓解压力与宣泄、寻求刺激、成就体验,以及逃避现实的心理需求。因此,给予儿童青少年的"能量块",就要从这些需求出发,包括:改善同伴关系、应对同伴压力、巧借运动之力、改善亲子关系、优化夫妻关系、采用适宜的教养方式以及明确的网络使用规范等,以增强孩子应对现实挑战的内在能量。

改善同伴关系

家长和教师可以通过支持儿童青少年参加社交活动,或者培养儿童青少年的社交技能等方式,帮助他们改善现实中的同伴关系,从而达到干预网络游戏成瘾的目的。比如:鼓励儿童青少年多参加学校足球社、篮球社、文学社、摄影社、心理社、合唱团等社团活动,在自己喜欢的社团中和志同道合的同伴建立友谊。家长还可以为儿童青少年创造更多与同伴交往的机会,支持和鼓励他们多交朋友,比如支持儿童青少年参加夏令营、社会实践、素质拓展等自己喜欢和感兴趣的活动,假期邀请朋友到家里玩,和朋友一起去博物馆、科技馆等参观游玩等。

同时,家长和教师要以身作则地培养儿童青少年在人际交往中的优良品质,比如与人交往要真诚、友善;平时注意保持整洁;在与他人分享交流时,既善于倾听又敢于表达自我等。同样的,儿童青少年存在的一些不良社交习惯,也需要及时被指出并纠正,比如不做破坏性的行为,认识到破坏行为会对他人和社会带来的危害;遵守社交规则,不影响他人;不任性,懂得倾听和换位思考等。

应对同伴压力

除了是否拥有好朋友,好朋友网络游戏和网络使用的态度及行为,也会对儿童青少年形成不良的同伴压力,从而对网络成瘾产生影响。儿童青少年经常通过观察模仿同伴的行为,表现出相应类似的行为。特别当这些行为受到群体的认同时,就更容易被强化并保持下来。也就是说,如果儿童青少年所在的同伴群体中已经形成了对待网络游戏的不良态度和行为,身处其中的儿童青少年本身就承受着巨大的压力。这也提醒家长和教师,除了对儿童青少年网络游戏的行为和态度进行管理以外,还要及时关注并且帮助他们认识到周围同伴可能会带来的负面影响。具体的做法包括:

- 不急于否定、指责儿童青少年的同伴(比如:××总是讲脏话,××只知道玩游戏,××没出息不要和他一起玩等)。对于重视同伴关系的青少年来说,首先要承认他们同伴的优点(比如:××还真是个讲义气的孩子,××在遵守规则方面做得不错等),再说到同伴的不足,提醒他们注意(比如:但我听你说过,他玩游戏的时间好像比较长,这样一定会耽误他做其他的事情吧)。

- 帮助儿童青少年认识到,不是服从就可以获得友谊,盲目的服从可能害人害己。当儿童青少年在某些时候表现出对同伴压力的顺从时,家长和教师要理解到,他们可能也觉得无可奈何,也觉得难过委屈,因为这和他自己的价值判断本来就有所出入。此时家长和教师可以先表示理解,肯定儿童青少年这样做是重感情的表现,然后再讨论"顺从"的做法是否恰当,告诉他们应该在必要的时候坚持做自己、讲原则、守住底线和边界。

- 和儿童青少年讨论拒绝的技巧。比如在表达自己的真实想法时,不带有太多负面情绪;拒绝时语气尽量婉转,避免让对方认为自己过于傲慢;拒绝之后提供替代性的选择;拒绝时语气要坚定,讲清楚自己说"不"的理由,让对方感受到自己的真诚。当然,如果儿童青少年感到自己无力拒绝,并为此苦恼时,也要提醒他们在必要的时候,向信任的成年人求助。最后,家长和教师还要提醒孩子,不对同伴过分要求,避免成为不良同伴压力的施力者。

巧借运动之力

我们知道儿童青少年在网络游戏上花费大量时间,会导致他们没有足够的时间从事其他的线下活动,特别是体育活动。但来自心理学以往的研究表明,[①]体育运动会影响个体的心理健康,而心理健康状况又和网络成瘾的情况有着密切的关系。

- 从**情绪的角度**来看,当个体的积极情绪越少、消极情绪越多的时候,网络成瘾的可能性就越大。而体育运动可以减少个体的消极情感体验,增加个体的积极情绪体验,无论是长期的身体锻炼还是一次性的身体锻炼,无论是有氧运动还是无氧训练,都可以有效地减少抑郁情绪。即使只是骑自行车或者 5 分钟的步行,都有助于帮助儿童青少年改善心境。

- 从**人际关系的角度**来看,人际关系质量越好,网络成瘾的可能性就越小。当现实生活中人际关系不好时,儿童青少年就会尝试在网络中寻求需要的满足,而过度依赖虚拟关系,就会容易导致成瘾。体育运动可以促进个体的人际交往,在运动过程中和他人交往,有助于建立最初的友谊。比如,包括篮球、足球在内的很多运动,都是需要参与者同心协力朝着一个目标努力的,在这个过程中,人与人之间很容易建立积极的人际关系。

- 从**自尊的角度**来看,自尊水平越低,网络成瘾的可能性就越大。自尊可能通过多种途径来影响网络成瘾:自尊水平越低的个体,其自我控制能力也会越差,而自我控制能力越差,网络成瘾的风险越高;另外,低自尊往往和焦虑、孤独、抑郁等消极情绪联系在一起,这些情绪反过来又会增加网络成瘾的风险。运动可以促进个体自尊的发展:有研究者考察了运动和身体自尊的联系,结果发现二者之间呈现显著的正相关,这或许是由于运动可以让个体的体型更漂亮,而且个体在运动过程中也会收获很多积极的情绪体验,因此提升了个体的身体自尊水平。

改善亲子关系

良好的亲子关系是儿童青少年积极发展的基础。积极的亲子关系会减少网络游

---

① 陈作松,季浏. 身体锻炼对高中学生主观幸福感的影响及其心理机制[J],2006,38(4):562—575.

戏成瘾的可能，而消极的亲子关系，会增加网络游戏成瘾的风险。因此家长要重视构建良好的亲子关系，"家庭共同活动和互动"和"亲子沟通"这两个因素，会对网络游戏成瘾产生直接影响。

一方面，家庭共同活动和互动越多，包括观光旅游（周末短程旅游），看电视或看电影，在餐厅吃饭，去体育馆或健身房（各种球类运动），和孩子一起参加社会公益活动（做义工、参加社区服务活动、宣传环保等），儿童青少年网络游戏成瘾的程度就越低；另一方面，亲子沟通越有效，儿童青少年网络成瘾的程度越低。因此，从亲子关系的角度来看，可以通过增加家庭共同活动和亲子沟通来促进亲子关系，从而达到干预儿童青少年网络游戏成瘾的目的。

其实，当家长能够意识到要和孩子好好沟通时，就已经找到了解决问题的突破口。当然，与沉迷网络游戏的孩子沟通并不容易，家长可以采用以下沟通的技巧：

- 在孩子玩网络游戏玩得特别投入时，最好不要打断他们，这个时候家长的说教，通常会引起孩子强烈的抵抗情绪。
- 选择双方情绪都平静愉悦的时候，耐心听听孩子内心的真实想法。
- 家长可以和孩子聊一聊玩游戏的感觉——"玩游戏时感觉很开心，为什么会觉得开心？""喜欢玩的游戏，最吸引你的地方是什么？"注意要先听孩子把话说完。

说话的时候不要总以"你……"开头，可以多谈谈孩子过度沉迷于网络游戏时，家长自己的感受和想法，多用"我……"开头来表达，比如"我有些担心……"，这样，孩子和家长之间的沟通就少了火药味。当孩子取得进步时，真诚地说一句"做得不错""我为你骄傲"，让孩子感受到家长对自己的认可。当孩子在实际生活中体验到成功和赞扬时，就不必退而求其次地总是通过网络游戏，来获得成就感和满足感了。

优化夫妻关系

父母关系对于儿童青少年的发展也有着非常重要的作用。父母冲突会导致儿童青少年的多种情绪和行为的适应不良，父母之间冲突越多，儿童青少年的焦虑和抑郁程度越高，不良行为也越多，网络成瘾的程度也越高。如果想从父母关系的角度对儿童青少年网络游戏成瘾进行干预，可以从以下几个方面入手：

第一，通过合作的方式来解决夫妻之间的分歧，想办法调节家庭成员的相处方式，尽量减少争吵、减少冲突行为，给儿童青少年一个和睦健康的家庭环境。

第二,即使出现夫妻冲突,也要尽量避免在儿童青少年面前爆发,以减少他们的卷入。

第三,当上述两种情况都无法实现时,注意通过改变儿童青少年的认知评价和强化情绪管理,来尽量降低父母冲突带来的负面效应。比如通过改变认知观念,让孩子明白,父母的问题不是自己的错;比如教给他们调节情绪的方法,当自己因为父母问题焦虑不安时,可以通过深呼吸、转移注意力或者和信任的人倾诉,缓解情绪问题等。

适宜的教养方式

父母控制是家庭教养方式的核心部分,也会对网络成瘾产生影响。父母控制分为行为控制和心理控制两个维度,行为控制是指父母制定各种规范,通过询问和主动观察等方式获取有关儿童青少年行为的信息,它强调对日常活动的控制和监督。心理控制则是指父母通过引发内疚感和"爱的撤回"等方式,对儿童青少年加以控制,这通常会侵扰儿童青少年的内心世界,破坏他们的自主性发展。以往研究比较一致地发现,行为控制会降低儿童青少年的网络成瘾程度,而心理控制会增加儿童青少年的网络成瘾程度。[①]

为什么行为控制和心理控制会对网络成瘾产生不同影响呢? 这是因为行为控制能够让儿童青少年获得更多关于网络使用行为的规范,帮助他们合理地控制网络使用的时长和时间点。当自己的网络行为开始偏离的时候,他们也能够更多地得到父母对于他们行为的反馈,因此行为控制会降低网络成瘾的风险。心理控制则会剥夺青少年独立思考和表达情绪的权利,导致他们产生更多的自我和情绪问题,而自我和情绪问题又是网络成瘾的风险因素。

明确的网络使用规范

俗话说"没有规矩,不成方圆",明确的规范可以帮助青少年调控自身的行为,这一规则同样适用于网络成瘾领域:互联网使用规范会影响青少年网络成瘾的程度。除了明确的规范,父母也应该要约束自己的互联网使用行为,虽然随着年龄增加,青少年和

---

① 雷雳等.青少年与网络游戏[M].北京:北京师范大学出版社,2018:173—174.

同伴的交往日益增多,但父母仍然是他们相处时间很多的人,父母的行为仍然会对青少年产生直接的影响。父母网络使用行为越多,青少年网络成瘾的程度越高,更重要的是,当父母说一套做一套时,约定的规范就不再起作用了。因此,为了降低青少年网络游戏成瘾的风险,父母不仅要为青少年制定规范,而且还要约束自己的互联网使用行为,特别是网络游戏使用行为。家长可以和儿童青少年共同商定并遵守相应的规则(如下示范),包括电子产品使用的时长、次数等,明确特殊情况可获得的奖励以及违反约定将会受到的惩罚等。

×××电子产品使用规定

电子产品是学习工具,不是纯粹的娱乐工具。

每日在完成作业、课外阅读、兴趣学习等情况下可以使用电子产品。

每次用时为30分钟,父母可根据工作和生活情况酌情而定;

每周使用电子产品作为娱乐工具的时间,累计不超过2小时。

每天晚上9点后,禁止使用电子产品。

若做到以下,可适当延长电子产品使用时间:

● 自己的事情自己做。

● 在学校或课外学习中取得进步。

若出现以下情况,取消本周电子产品作为娱乐工具使用:

● 非使用时段玩游戏。

● 成绩大幅度下滑。

● 超出约定时间使用电子产品。

自签字起,此规定即时生效。　　　　　　　(家长和孩子)签名:_____

考虑到儿童青少年大脑发育的不均衡性,虽然和他们协商好了相关的使用规则,但并不意味着就可以高枕无忧了。儿童青少年依然可能出现无法按照规则执行的情况。此时强制执行规则,不可避免会引发儿童青少年不满、抱怨等情绪,无利于解决问题。因此,当他们出现情绪波动时,建议家长首先表示理解和接纳,允许他们有负面情绪,比如可以和孩子说:"我知道你现在一定很想继续玩下去,不能玩你可能会烦躁、难受,但这是我们约定好的,我们一起来慢慢学着遵守共同的约定。"

如果家长能够心平气和、不带情绪(特别是不带有命令、嘲讽的口气)地和孩子交流沟通,对于孩子来说,就已经是管理情绪、调整情绪的良好示范了。如果家长希望儿童青少年能够自我控制,那么家长对于自己的情绪和行为要先做到自我控制。在引导孩子成长的过程中,家长需要温柔的坚持。

到这里,我们已经能够理解,玩游戏不是绝对的坏事,控制得当可以锻炼人脑。但考虑到人脑在 25—30 岁才会发育成熟,儿童青少年时期又是脑发育的关键时期,是他们学习现实世界运行规则的重要阶段。这个阶段沉溺于电子游戏会对脑的正常发育造成不良影响,对未来的生活引发一系列问题。所以教师和家长还是需要引导儿童青少年牢记健康游戏忠告:适度游戏益脑,沉迷游戏伤身;合理安排时间,享受健康生活。

| 第二章 |
学习发生时的脑机制

在宏观的行为层面上,我们将学习定义为由于经验的获得而导致的行为或行为潜能的改变。在微观的神经水平上,我们则将学习看作神经元之间新的突触连接的建立,或已有突触连接的增强或减弱。人脑随时随地都在建立新的神经元连接。3 岁大的孩子,脑活跃度是成年人的两倍,这种活跃会一直持续到孩子成长到 10 岁,然后开始下降,直到 18 岁左右,脑活跃度就降低到了成人的水平。儿童青少年的学习活动离不开脑,因此认识脑在学习过程中是如何工作、如何发生变化的,有助于理解儿童青少年学习的过程,帮助他们提升学习的效率。

01

脑科学视角下的学习

可以说,学习的神经机制有赖于突触的形成。由于突触的修剪遵循"用进废退"原则,因此一次或者几次刺激所建立的神经连接很快就会消失。只有刺激或信息在脑内重复的次数足够多,神经元之间的活动足够多,连接他们的突触才能足够稳健。在经过大量重复刺激后,神经元对这些刺激会产生高效优化的反应,这样不同脑区之间的脑回路逐渐形成,也就完成了"学习"过程。所学的知识在脑内"嵌"得越深,我们就越容易回忆和使用它们,这是学习发生的主要生理机制。就如同我们来到一个陌生的地方,需要反复通过查看地图、向当地人问路以及实地探查等方式来熟悉方位,通过了解去某地的路线及其周围的环境,来学习并记住和这个地方相关的人和事。

无论是神经元之间的连接,还是人脑不同区域间的协调配合,可以说学习过程其实就是通过练习让脑细胞学会同时放电的过程。从这个意义上说,儿童青少年的学习活动需要一定量的重复,来加强神经元之间的连接,促进脑不同区域之间的协调配合。这就是儿童青少年的学习:尝试寻找新的刺激,通过刺激建立新的神经元连接,在不断地修正这些连接的过程中,形成越来越成熟、稳定的人脑网络。

我们知道,一个婴儿从出生开始,几乎就像一张白纸。那么,他们是从什么时候开始学习的? 又是以什么方式进行学习的? 这里我们要介绍人脑学习的两种方式:模仿学习和统计学习。

模仿学习

儿童的学习过程究竟是如何开始的? 也许从出生之后就已经以模仿的方式开始

了。当父母对着出生仅 40 分钟的婴儿伸舌头的时候,虽然婴儿还不知道什么是舌头,之前也没看过伸舌头这个动作,却可以本能地以吐舌头的动作作出回应。而在随后的几个月里,婴儿很快可以模仿父母和家人的其他行为,比如微笑、拍手等等。

尽管我们能够预料到这些行为的发生一定取决于脑,但其中的脑机制一直是不解之谜,直到科学家发现了镜像神经元。

镜像神经元的发现,需要追溯到 20 世纪 90 年代,可以说是意大利神经科学家在研究猴子运动皮层活动时的意外发现。[①] 科学家希望通过教会猴子剥花生,来观察它们的大脑是如何调控手部动作的。按照预想,猴子要完成剥花生的动作,就需要激活大脑额叶的预动区,启动之前某些时候已经学会的动作顺序,从而激活大脑中与这些动作有关的运动皮层,并发送指令激活完成这些动作所需要的特定肌肉。但是,让科学家意想不到的是,他们发现当一些猴子只是看其他猴子做这些动作时,它们大脑的预动系统也被激活了。科学家推断:在我们观察他人时,大脑特定的肌肉和脑区也会得到相应的激活,而这些肌肉和脑区与被观察者激活的区域是重合的。在后期研究中,这些起预动作用的神经元系统,就被称为镜像神经元系统。

现在我们已经知道人脑有一个遍及所有感知系统、极其复杂的镜像神经元系统,使得我们可以模仿他人的行为、复现他人的体验、了解他人的情绪、领悟他人的内心世界。婴儿之所以能在出生后 40 多分钟就可以模仿伸舌头,也是因为他们在看到父母的行为时,就会自动地激活脑中的镜像神经元,而镜像神经元的启动进一步激活了婴儿吐舌头的运动神经元。

镜像神经元系统的存在帮助我们解释了婴幼儿是如何学会说话的。在听到别人的话语时,婴幼儿的脑中便会激活发音吐字顺序相同的区域。因此有研究者提醒初为父母者,在教婴儿说话的时候,不要只是丢给他们一个录音机或者讲故事机,而是要抱起婴儿,和他面对面保持眼神接触,同时以缓慢的语速、悦耳的声调、夸张的口型,时而加重语气,时而重复词句,娓娓道来地和婴儿沟通。这样的言谈方式能吸引婴儿的注意力,更有助于他们启动镜像神经元系统,促进语言的学习。

镜像神经元还可以帮助解释为什么我们可以津津有味地观赏或预测那些体育、舞蹈、音乐名家所展示出来的独门绝技。虽然我们自己无法做出这些高超的技术,但我们脑中的镜像神经元系统却会积极地帮助我们,在观看大师精湛技艺的时候,构建脑

---

① Rizzolatti, G., & Sinigaglia, C.. Mirrors in the brain: How our minds share actions and emotions [M]. Oxford, UK: Oxford University Press. 2007.

中相应的动作模式。当然,如果此时个体恰好正处在某个机能形成的关键期,他们就可以通过模仿、学习和反复练习,循序渐进地掌握这项技能。

从模仿他人的行动中学习是人类文化的一种根本机制。儿童在观察别人的言行、看别人训练时,也在激活和塑造自己脑中相应的脑区。比如家长和教师应该都曾经注意到,小孩子总是会聚精会神地关注大孩子的动作,并尝试模仿;再比如有的儿童专注地看同伴动手组装玩具,此时虽然他自己没有亲手去动手操作,但是他脑中和动手组装玩具有关的脑区都会活跃起来。也就是说,儿童在观察别人组装玩具的过程中,通过观察别人的言行,学到了新知识。

从这个角度出发,家长和教师日常生活中的行为和言谈,其实也都是给儿童青少年做出的示范。想象当他们一年365天都在目睹着我们的举动,我们会对他们产生什么样的影响? 他们又将会受到什么样的熏陶? 这就提醒家长和教师,那些我们引以为傲的行为,那些我们期待儿童青少年能做好的事情,我们自己首先要做好,给儿童青少年榜样的力量。反之,那些我们自己都不认同的事情,不希望儿童青少年去模仿学习的行为,就要少做,哪怕只是一些无关痛痒的事情。古人云:莫以恶小而为之,莫以善小而不为。对于模仿学习中的儿童青少年来说,家长、教师以及身边重要成年人的以身作则,尤为重要。

统计学习

1996 年《科学》(*Science*)杂志上发表了一篇文章,[1]研究者给八个月大的婴儿听一些无意义的人造语言,bi-da-ku-pa-do-ti-go-la-bu-bi-da-ku……这些人造语言之间并没有刻意地停顿,只是同一个单词内几个音一起出现的概率,大于那些在单词边界上不属于同一个单词的两个音出现的概率。研究者让家长抱着 8 个月大的婴儿,用一个蓝色企鹅吸引他的注意力,同时播放希望让婴儿学习的人造语言声音。当婴儿听到多次重复出现、已经学会的声音(比如 bi-da-ku 时),就会看向没有蓝色企鹅的另一边,而另一边有一个大熊猫敲鼓的玩具,这时就会开始发光并敲鼓,意思是鼓励婴儿"学会了"。通过这个实验,研究者发现婴幼儿学习语言是利用统计规律的。

如果以婴儿学习中文为例,可以理解为婴儿能够把妈妈说的一连串的声波理解成

---

① Saffran, J. R., Aslin, R. N., & Newport, E. L.. Statistical learning by 8-month-old infants [J]. Science, 1996,274(5294):1926 – 1928.

一个个独立的词，并且统计出来。比如"宝"和"贝"经常是一起出现的，所以"宝贝"是一个独立的词汇，尽管他们也经常听到"可爱的宝贝"或者"亲爱的宝贝"，但显然"的"和"宝"在一起，并不是一个独立的词汇。我们也可以理解为，这就是语感形成的过程，通过统计出现的概率，总结出某种语言的规律。

这也就提醒我们，在教授儿童时，应该选择符合儿童脑学习规律的方法。考虑到儿童是靠统计概率的直觉来学习的，我们在教授新知识时，就应该给他们足够的时间和空间，去反复接触新的信息和刺激，让他们的脑有机会通过统计学习的方法，总结出自己所理解的规律，而不是不顾他们认知发展的特点，直接教授复杂的知识，特别是难以理解的原理和公式。

02

和脑有关的性别差异

　　家长和教师会发现男生和女生在学习表现上有所不同,那么男性脑和女性脑是否有显著的区别呢? 斯坦福大学的发展心理学家艾莉诺·麦考比(Eleanor Maccoby)和卡罗尔·杰克林(Carol Jacklin)回顾了几千例研究,[1]结果发现没多少证据支持男女大脑有别,她们承认男性脑在体积上要大一些,但这也主要是因为男性的体形通常更大。除了尺寸以外,人脑中没有明确的物理特征,可以证明它属于男性还是女性,更没有明确的证据能够支持男性或女性的脑哪个更优越。

　　另外一些研究则认为男女两性在脑结构(包括连接左右脑的胼胝体、前连合以及颞平面等)和左右半球的特异化程度(男性左右半球功能分化更明显)上存在差异。[2] 除此之外,我们前面谈到了人脑不同脑区发育的不均衡性,以及不同脑区髓鞘化过程的不均衡性,人脑在这些发育方面也存在性别之间的不均衡性,比如我们经常听说男生相比女生来说比较晚熟。越来越多的研究表明,男生和女生的脑确实存在一些的差异,而且这种差异从小就存在。[3]

人脑的性别差异

● 男生的前额叶发育速度比女生慢。前额叶皮层是大脑的认知和语言中枢,同时

---

① https://m. guokr.com/article/441247/?_t = t
② 尹文刚. 神奇的大脑[M]. 北京:世界图书出版公司,2012:66.
③ 尹文刚. 神奇的大脑[M]. 北京:世界图书出版公司,2012:67.

也是人脑的制动系统,用来控制冲动。因此男生表现得更加冲动,经常管不住自己,特别是小学低年级男生,在语言表达和自控力方面总体上弱于女生。相对来说,女生更能够遵守规则,做到行知一致。加之小学阶段学校语言类学科占比较大,所以往往班里学习最好的、乖巧听话的多是女生,而经常被批评、调皮捣蛋的多是男生。

- 男生和女生的胼胝体,也就是负责左右脑连接的脑区,体积不同。女生的胼胝体,容许左右脑进行更多信息的交叉处理,可以同时较好地处理多项任务。这就意味着,相比男生,女生在思考问题时,更擅长同时调动多个脑区,并且把这些脑区里储存的信息联系起来。而男生的胼胝体不能允许大脑同时处理太多交叉信息,只能一次做一件事。因此当一名男生在玩耍的时候,或专注于某件事情的时候,家长或教师叫他,他经常会表现为充耳不闻。

除了脑结构方面的差异,男生和女生在神经递质方面也存在不同。所谓神经递质,是指增强或减弱神经元间信号的化学物质,对神经元起着兴奋或抑制的作用。很多心理与行为状态,都与正常或非正常的神经递质水平有关。反过来,我们的心态、情绪、思考、行为以及食物、药物等,也都会直接或间接地影响神经递质的水平,从而使脑产生变化。

- 和女生相比,男生的多巴胺含量更高。多巴胺是能够使人比较兴奋的神经递质,多巴胺含量不足,可能会影响脑的记忆和思考水平,降低脑的愉悦感,但过多也会使脑处于高度兴奋状态,抑制人脑的理性思考和行为。

- 男生体内5-羟色胺比例几乎是女生的两倍。有人把5-羟色胺视为"乐观"的灵药,是因为它会让我们在遇到负面信息时,产生一种"事情其实也没那么糟,一切都还好"的感觉。缺乏5-羟色胺则容易使人陷入低落,产生悲观情绪。

- 女生身体的睾酮比男孩少。睾酮是5-羟色胺的促进剂,能够促进5-羟色胺更好地发挥作用。我们所观察到的女生拥有更强的自控力,一定程度上也和她们体内的5-羟色胺更少有关,她们不像男生那么"乐观",所以很多时候会控制自己的行为,避免危险和风险。

- 男生的小脑更为活跃。男生脑中流经和运动有关的小脑的血量更多,加上他们较高水平睾丸激素带来的充足能量,使得男生不喜欢静态的事物(比如安静地写作业)。相比之下他们更喜欢运动,他们需要通过运动来消耗精力,只有这样,他们才有可能在其他的时候安静下来。

我们发现,以上这些差异让女生更加乖巧和安静,表现为她们更能够记住教师和家长关于学习的要求,更愿意为了规避"被批评"的风险而付出努力。相比之下,男生更加好动、好斗,在面对负面评价时,危机感并没有那么强,他们的那份过分"乐观",也更容易让家长和教师认为他们对负面评价"无所谓"。当然,凡事都具有两面性,无论是乐观还是悲观,都是过犹不及的。比如当女生过度自控和悲观时,遇到挫折往往更容易担忧,经常只考虑最坏的情况,甚至陷入抑郁情绪难以自拔;而男生的乐观和放松心态,则在一定程度上有助于他们应对长期压力,较快地走出情绪困扰。

认知方面的性别差异

脑结构和神经递质方面的性别差异,也影响了现实生活和学习中男生和女生的表现。要理解认知方面的性别差异,我们可以把人脑的潜能比作一场投资,男生和女生拥有的资金总量基本相当,但是他们把这些资金投到每个板块上的比重有很大的不同。比如男生对空间和机械比女生要敏感;女生则在语言能力、自我控制、全面思考等方面更具优势。我们可以尝试对下面的一些描述做出判断,[①]如果认为这句话主要是描述女生,用 A 标注;认为主要是描述男生,用 B 标注;认为对男生和女生都适用,用 C 标注(答案在本章末尾处)。

1. 更容易被人认定为"什么都学不好"。
2. 放学之后在家庭作业或学习上花费较多的时间。
3. 当与志趣相投的同学共同学习时,能够取得更好的学习效果。
4. 更可能加入不以学习为目的的同学团体。
5. 在文本校对方面更加具有优势。
6. 愿意检查功课以发现错误,并能够及时改正作业中的错误。
7. 更容易被人认定为"学不好数学"。

的确,在认知机能方面,男生和女生所表现出来的优势有所不同。
- 在思维倾向方面,女生更喜好具体形象的思维,男生则多倾向抽象的推理活动。

---

① 大卫·苏泽等. 教育与脑神经科学[M]. 方彤,黄欢,王东杰,译. 上海:华东师范大学出版社,2013:118.

因此在数学的学习过程中,也许男生只要教师拿着粉笔在黑板上演算,通过符号化的抽象推理就可以掌握新知;而对于女生,如果教师能够通过实物来教授数学原理,则会起到更好的学习效果。

- 在言语表达方面,女生往往在需要大量言语活动的作业方面比男生强。因此在语言学科,包括母语和第二语言的学习上,女生常常更具优势。另外在日常生活中,男女双方发生冲突争吵时,我们也会观察到女生通常表达更为流畅,而男生则常常败下阵来。
- 在空间操作机能方面,男生更具优势。因此男生往往可以比较容易地胜任需要进行视空间操作机能的作业,如机械、绘图等。

男女"有别"的教育建议

对于女生,可以鼓励她们多参加球类运动,以便提高空间操作能力。有研究认为玩魔方可以有效地提高女生右脑对空间物体的知觉表象能力,对于数学机能的发展也十分有益。①

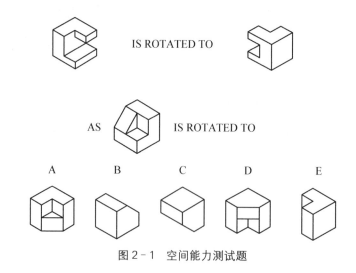

图 2-1　空间能力测试题

美国学者索尔比和贝弗利·J·巴特曼斯(Beverly J. Baartmans)一起开发了一门

---

① 尹文刚. 神奇的大脑[M]. 北京:世界图书出版公司,2012:77.

空间可视化课程,来帮助她的学生发展空间认知能力。这个课时共计 15 小时的项目使用了积木、素描、软件和练习手册(题目如图 2-1,答案见本章末)等,学习了这门课的女生在之后的基础空间认知测试中,达到了和男生同等水平的分数。索尔比的项目其实向我们证明了人脑神经的可塑性,特别是对于可塑性程度最高的儿童青少年,尽管他们在空间机能方面的确存在性别差异,但这种差异并不是不能改变的。不仅是空间机能,实际上,对于大多数认知能力来说,都是可以通过学习和训练不断塑造发展的,不管是男生还是女生,每个人都可以变得更好。

另外,家长和教师也要鼓励女生在遇到压力事件,特别是负性压力事件时,学着从不同的角度去看待问题,认识到事情的发展往往不止有一种可能性,从而帮助她们减轻情绪负担,发展乐观向上的心理品质。在和女生沟通时,可以多使用眼神交流,面对面的沟通通常更能够让女生感到安全和真诚。

男生由于和女生大脑发展的不同,导致他们晚熟,也更容易成为教师和家长眼中的“坏孩子”。由于受到脑发育情况的限制,男生更好动,更容易分心,管不住自己的行为。因此在培养男生的过程中,需要在语言能力发展上多下点功夫,帮助他们提高语言表达能力;男生的父母还需要花费更多的精力发展他们的自我控制能力,维护好他对学校和学习的兴趣和信心。需要理解男生的“晚熟”,耐心等待他们的成长,不对他们提出太高的要求,包括不要总将男生和同龄的女生相比,责怪他们“不懂事,没出息”等,而是要更耐心地教育他们。

教师也可以帮助男生学会合理地安排时间,保持专注。由于男生比较好动,不喜欢需要静坐和久坐的事情,因此教师可以教给他们如何规划每天的时间,安排动静结合的活动,合理分配时间。比如在固定的时间写作业,在注意力比较集中的时间完成学习任务,间隔 30—40 分钟之后就安排一些运动和活动等等。

与和女生沟通时多使用眼神交流不同,直接面对面的眼神接触,容易引发男生的对抗性和威胁感。因此家长和教师在与男生沟通时,可以借助他们更热衷于肢体运动的特点,和他们边走边谈、或者边打球边交流,这些方式更容易被男生所接纳。

03

学习必备的自控能力

案例：无法自控的忧伤

一诺目前就读初二年级。过去的一年中，她觉得自己过得很不顺心，特别是当学习任务和其他需要处理的事情交织在一起时，她总会感觉千头万绪、力不从心。上课时，她也很希望自己的注意力可以集中在老师讲授的内容上，但有时忍不住就会走神：和网友约了周末一起参加偶像的线上应援活动，想想就觉得很兴奋；不过昨天和好朋友发生了口角，也不知道后面还能不能做朋友了；老师今天新授的知识真的很难啊，虽然拼命在记笔记，但这些潦草的字迹，连自己都要看不懂了……

就这样，不知不觉已经下课了。课代表提醒还没有交英语拓展作业的同学要赶紧交作业。一诺这才想起来，自己正是"没交英语拓展作业的"其中一员。但昨晚忙着完成其他作业，完全忘记了还有这样一份拓展作业。下节课是自己喜欢的社团课，现在一诺开始纠结，是否要留在教室补作业？但想到每周只有这一节课可以和志同道合的同学一起上的社团课，一诺还是选择先去上课，晚上回家再补写英语拓展作业。

放学回家之后，真的很想先放松一下，但坐在书桌前发呆的一诺，很快引来了妈妈的不满："又在浪费时间啊！心思完全不放在学习上，自己的学习自己都不知道要上心，将来你要怎么办啊？你看看邻居家的小琪，什么时候让父母操过心啊……"唉，又是这样，一诺越听越烦，大脑一片空白。

在我们身边,不乏像一诺这样感到困惑的青少年:自己明明很想做好,但又总是无法很好地控制自己,不能合理地规划学习和生活。也许在家长和老师看来,一诺面临的都是一个初中生理所当然应该处理好的问题,但实际上,看似平常的这一天,对一诺的脑提出了不小的要求,为了顺利应对这一天的挑战,她需要做到:

- 准确记录下一天需要完成的所有任务,最好能够把它们按照轻重缓急进行排序。

- 学习时保持高度专注,不被其他事务(包括各种和当前学习无关的想法、周围同学的交头接耳、教室窗外叽叽喳喳的麻雀、晚上写作业时忽然响起的短信铃声等等)分散注意力。

- 具备在不同任务之间进行切换的灵活性,这样就不至于只完成某项作业而漏掉了其他的作业。

- 能够根据外界的评价和反馈信息(比如作业批改的评语、妈妈的提醒等)及时发现自己的不足,并调整自己的行为,以便更好地实现自己的目标。

上面提到的这些,都对一诺的自控和规划能力提出了很高的要求,包括自我克制、排除干扰、灵活调整等。而能够进行好的规划,和大脑额叶密切相关。我们知道,作为人脑的最高级区域,额叶堪称人脑司令部,面积几乎占到整个大脑皮层的三分之一。我们也了解到,由于脑发育的不均衡性,青少年脑中负责统筹规划的额叶区域还没有发育成熟,其间大量的神经连接还不够稳定,确保信号准确传递的髓鞘化也尚未完成,使得脑区之间的交流协作还没有达到最佳状态。所以,当一诺既要安排好各科作业的完成时间,又要考虑自己的兴趣爱好和课外社团课等众多事项的时候,她的脑就显得难以应对了。也就是说,家长和教师需要理解,一诺的表现也许并不是她有意为之,想要偷懒或者不求进取,而是她的脑没有做好合理规划和自我控制的准备。

后面几节,我们将通过几个脑科学研究,来了解人脑自控能力发展的情况。

04

学习时的自我克制力

简单来说，自我克制力就是能够在需要的时候停下来。听起来这似乎是一件很简单的事情，比如想要穿过马路时看到红灯，于是停下脚步在安全线以内等候。但有的时候就没有那么简单了，比如在手机上滑动有趣的短视频时，不知不觉也许几个小时就过去了。

自我克制的能力可以帮助一个人在必要时，减缓或者停止自己的行为，从而避免行为出格，确保自身安全。相比成年人，儿童青少年要做到自我克制会更加困难。小学低年级的儿童在英语课堂上会玩 Simon Says（西蒙说）的游戏。游戏规则是学生在教师给出一个动作指令后，做出相应的动作，前提是这个动作指令必须以 Simon Says（西蒙说）作为开头。比如当老师说："Simon Says, touch your nose!（西蒙说，摸摸你的鼻子!）"，那么学生们就需要迅速用手指摸到自己的鼻子。但如果老师只是说："Touch your nose!（摸摸你的鼻子!）"，孩子们就不需要做出任何动作，因为这一次的动作指令发出前，没有 Simon Says（西蒙说）这个必备条件。

为了增加游戏的趣味性，教师会在多次需要做出动作的指令后，忽然在下一次的指令中省略掉 Simon Says（西蒙说）。也就是说，当学生们逐渐适应了要快速根据指令做出任务后，教师可能随时更换指令，而此时学生需要改变习惯，克制呼之欲出的动作，让自己停下来，这对儿童来说并不容易。通常在几轮游戏之后，就有不少学生因为没有及时克制动作而败下阵来。当然，这只是个热身游戏，无关好坏优劣，也经常让学生们乐此不疲。我们可以想象，对于成年人，这个游戏就没有这么有趣了，因为成年人发育成熟的克制力和百分百的正确率，让游戏失去了"意外失败"的可能性，也就没有了挑战性。

心理学家设计了 Go/No-go 的实验任务,希望搞清楚儿童克制能力的发展情况。Go/No-go 实验任务通常需要实验参加者完成一个需要迅速反应的任务,比如拍手、数数或者按一个按钮,但前提是,做出动作与否,需要根据实验给出的提示信息来确定:如果提示信息是 Go,就马上做出动作;如果是 No-go,则需要马上停止,不做任何动作。

脑科学家利用 Go/No-go 实验任务探讨了和克制能力有关的脑区的发育情况,他们选择了一组 8—12 岁的儿童和一组 18—25 岁的青年人作为实验对象,通过功能磁共振成像(fMRI)技术,观察他们在完成 Go/No-go 实验任务时的脑的激活情况。[1,2]实验任务是这样的:当看到行动信号 Go(屏幕上出现白颜色的狗狗图片)时,需要做出反应;当看到不行动信号 No-go(屏幕上出现非白颜色的狗狗图片)时,需要停止行动,不做任何反应。对研究结果的分析发现,大脑前外侧额叶在实验过程中至关重要,被认为是和克制有关的脑区。当不需要做出行动反应时,8—12 岁组的儿童这个脑区的激活程度远远低于 18—25 岁组。相应地,这些儿童在完成任务时出错的次数,也高于青年人组(图 2-2,另见彩插)。

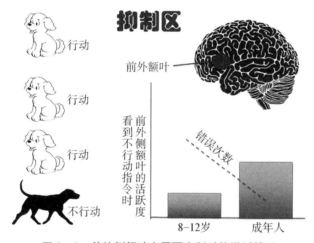

图 2-2　前外侧额叶在需要克制时的激活情况

① Casey，B. J. ，Cohen，J. D. ，et al. Activation of prefrontal cortex in children during a nonspatial working memory task with functional MRI [J]. Neuroimage，1995,2:221-229.

② Durston，S. ，Thomas，K. M. ，et al. A neural basis for the development of inhibitory control[J]. Developmental Science，2002,5:9-16.

也就是说,对于儿童来说,前外侧额叶尚未发育成熟,使得他们在很多时候无法及时克制自己的行为,12 岁到 18 岁期间,这个脑区还在不断地完善成熟。这个研究让我们能够在一定程度上理解,儿童青少年有时无法在课堂上专注地听讲,或者无法及时从感兴趣的小说中抽离出来去完成学科作业,其实是源自脑无法克制的本能冲动。

05

学习时的排除干扰力

很多时候儿童青少年还面临来自学习任务内在的干扰，比如任务本身就存在一些冲突的信息。美国心理学家约翰·莱德利·斯特鲁普（John Ridley Stroop）设计了一个经典的实验，让实验参加者阅读一些文字，这些文字是一些被印制成不同颜色、同时又表示颜色的字，有的字被印制的颜色和本身表示的颜色相同，比如被印制成红色的"红"字（英文材料中为 red），此时文字印制颜色和文字所含意思之间彼此没有干扰；另外一些字印制的颜色则和它们本身所含的意思不一致，彼此干扰，比如被印制成黄色的"红"字（如图 2-3，另见彩插）。

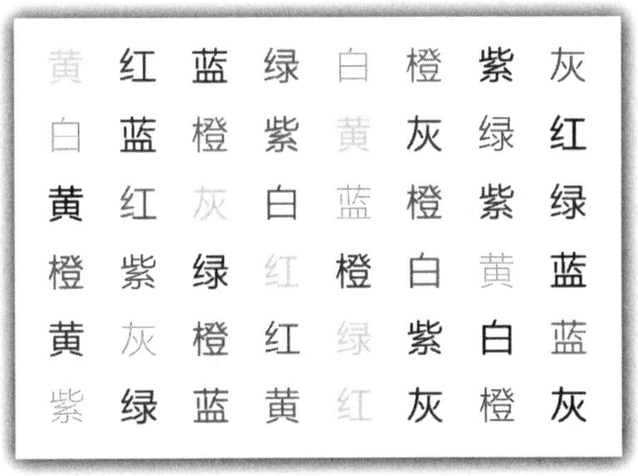

黄 红 蓝 绿 白 橙 紫 灰
白 蓝 橙 紫 黄 灰 绿 红
黄 红 灰 白 蓝 橙 紫 绿
橙 紫 绿 红 橙 白 黄 蓝
黄 灰 橙 红 绿 紫 白 蓝
紫 绿 蓝 黄 红 灰 橙 灰

图 2-3　斯特鲁普实验的中文材料

研究发现，当文字颜色和文字含义互相干扰的时候，需要根据前者而不是根据这个文字本身的意思读字，就更加困难。这是因为在我们习惯了读字义的阅读模式之后，想要压制这种阅读行为，难度就大大增加了。对这种在干扰之下阅读会更加困难的情况，学界后来以研究者的名字进行了命名，称之为"斯特鲁普效应"。

脑科学家同样通过功能磁共振成像（fMRI）技术，考察了在完成"斯特鲁普实验"任务时脑的活动情况。① 结果发现，大脑后外侧额叶对于排除干扰信息有重要作用。当干扰出现，也就是文字的颜色和本身的意义不一致时（比如印成绿色的"黄"字），对于 8—22 岁的实验参与者来说，后外侧额叶的激活程度呈现随年龄增长不断提高的趋势，特别是在与语言机能有关的左脑，相应的，他们在完成干扰任务时的错误次数，也随着年龄的增长而直线下降（图 2-4，另见彩插）。

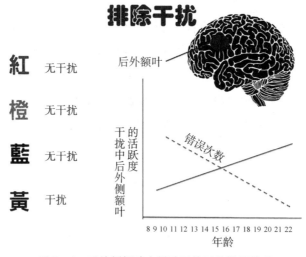

图 2-4　后外侧额叶在排除干扰时的激活情况

由此我们可以理解，对于八岁到十几岁的儿童青少年来说，他们的脑对于排除干扰，仍然感到困难。因此，当他们需要在复杂多样的题目线索中，排除无关的干扰信息时；当他们自认为可以一边戴着耳机听音乐一边背单词时；当他们在完成作业的时候上网或者回复手机信息时，他们的脑未必有足够的能力应对，因为此时他们排除干扰的脑区还未发育到最好的状态。

① Adleman，N. E.，Menon，V.，et al. A developmental fMRI study of the Stroop color-word task［J］. Neuroimage，2002，16：61-75.

06

学习时的灵活调整力

我们知道,学习是人脑对刺激的反应,意味着脑部神经元构建了新的突触连接。在学习过程中,来自外界的反馈,包括家长的建议、教师的评语、考试的分数等,都是刺激的形式。儿童青少年在学习时,如果脑得不到和反馈有关的刺激,那么它就没有必要对已经学到的信息做出反应;相反,当外界的反馈被脑所吸收,并做出反应时,就是在不断重构儿童青少年的脑。从某种角度来说,反馈和输入到脑的信息一样重要,因为它构成了整个学习循环的过程:一方面,反馈帮助儿童青少年的脑决定哪些神经元需要被激活,哪些不必被激活,并对输入的信息进行调整和纠正;另一方面,脑不断尝试一种又一种的连接方式,直到得到正确的反应。[①]

澳大利亚墨尔本大学的约翰·哈蒂(John Hattie)和他的研究团队,使用"效应量"来评估不同因素对学习的重要性,并将效应量达到 0.40 作为判断这个因素有效的基准线。他们将前人的众多研究结果进行了比对,从超过 100 个所谓对学习有影响作用的因素中,发现"反馈"是影响学生学业表现最有力的因素之一,反馈的效应量高达 0.79。[②]

可见,对儿童青少年来说,不管是课堂里的还是生活中的反馈,都是非常重要的。在脑快速变化发展的阶段,有效的反馈是帮助儿童青少年高效学习的一个重要途径。儿童青少年能否依照外界的反馈(包括鼓励或批评、对或错等)调整学习行为,从而帮

[①] 大卫·苏泽等. 教育与脑神经科学[M]. 方彤,黄欢,王东杰,译. 上海:华东师范大学出版社,2014:70—72.

[②] Hattie, J.. Visible learning:A synthesis of over 800 meta-analyses relating to achievement [M]. Oxford:Routledge. 2009.

助自己达成相应的学业目标,和他们脑灵活调整的能力密切相关。

灵活调整的能力表现在被迫改变习惯的过程中。下面介绍的同样是一个学生们在课堂上经常玩的游戏,叫作"YES or NO"。游戏规则是由教师或一名学生作为出题者,在心中设想一个物品,其他人通过"它是……吗?"这样的句式进行询问,出题者只能用"YES"或"NO"来回答。比如,

第一轮游戏中,

> 学生甲:"它是文具吗?"
>
> 出题者:"NO。"
>
> 学生乙:"它是食物吗?"
>
> 出题者:"YES。"
>
> 学生丙:"它是水果吗?"
>
> 出题者:"YES。"
>
> 学生丁:"它是红色的吗?"
>
> 出题者:"NO。"

未猜出结果,进入第二轮游戏,

> 学生甲:"它是吃的吗?"
>
> 出题者:"YES。"
>
> 学生乙:"它是甜的吗?"
>
> 出题者:"YES。"
>
> 学生丙:"它是黄色的吗?"
>
> 出题者:"YES。"
>
> 学生丁:"它是香蕉吗?"
>
> 出题者:"NO。"

根据反馈,范围逐渐缩小,最终学生甲询问:"它是芒果吗?"出题者回答:"YES。"

可以看到,每一次反馈之后,学生都需要对所猜测的范围进行调整。在上面的例子中,第一轮的四个学生在按照正确的方式调整范围,第二轮则出现了两次失误:学生

甲问"它是吃的吗?",实际上,在之前的互动中,已经确定了"食物"的范围,因此这个调整没有根据反馈进行,是无效的;学生乙问"它是甜的吗?",同样在之前的互动中,已经确定了"水果"的范围,因此这个调整也没有根据反馈进行,是无效的。指出这两处失误,并不是责怪这两位学生不够专心或投入,而是想要说明在这个阶段,儿童大脑中根据反馈灵活调整的脑区,同样尚未发育完善。

借助功能磁共振成像(fMRI)技术,脑科学家也考察了人脑中根据反馈进行灵活调整的脑区的发育情况。[①] 实验以 8 岁—11 岁、14 岁—15 岁、20 岁—55 岁的被试作为研究对象,他们均被要求在得到负面反馈(错误)之后,立刻调整转变做法。研究结果发现,大脑额叶中的两个脑区和灵活调整有关:一个是后外侧额叶,另一个是额叶中央的前扣带皮层,当得到"错误"的反馈时,这两个参与适应性调整的脑区,活跃程度随着年龄的增长不断增强(图 2 - 5,另见彩插)。

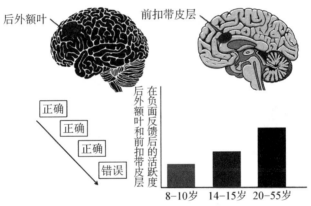

图 2 - 5　后外侧额叶和前扣带回在负面反馈时的激活情况

结果显示,儿童的脑对于负面反馈的反应远低于成年人,因此他们根据负面反馈(错误)进行调整的能力也更差。然而,儿童在得到肯定反馈(正确)时,脑的活跃程度却比成年人更高。由此可以推断,儿童的脑在受到激励和肯定时,比遭遇惩罚和批评时的状态更好。

心理学家赫洛克同样证实了这一点,他想研究对学生学习结果的不同关注(也就

① Crone, E. A., Zanolie, K., Leijenhorst, L. van, Meel, C. S. van, Rombouts, S. A. en Wsstenberg, P. M.. Brain regions underlying the development of performance monitoring [J]. Cognitive, Affective and Behavioral Neuroscience, 2008, 8:165 - 177.

是给予儿童青少年不同的反馈），是如何影响儿童青少年后续学习的。研究人员把106名学生随机分成四组，让他们进行难度相等的加法训练，每天15分钟，共练习5天。[①] 不同之处在于四组每天训练完成后，研究人员所给予的反馈：第一组训练后，研究人员鼓励他们完成得不错、继续加油，我们把得到正面反馈的这一组称为"鼓励组"；第二组训练后，研究人员批评他们完成得不好，没有达到要求，我们把得到负面反馈的这一组称为"批评组"；第三组在完成训练后，研究人员并没有给他们任何直接的反馈，但他们每天可以观察"鼓励组"和"批评组"和研究人员的互动情况，我们把没有得到反馈的这一组称为"忽视组"；最后是第四组，他们每天也完成同样的训练，但他们被隔离在另外一个单独的房间中，既得不到研究人员的直接反馈，也无法观察其他组的表现，简单来说，他们虽然每天练习，但不知道为什么要做这个练习，更不清楚自己练习的情况如何，我们把这一组称为"控制组"。

加法训练进行了五天，研究人员把四组学生的学习结果进行了分析后发现：前三组的成绩显著优于"控制组"，"鼓励组"第一，"批评组"第二，"忽视组"第三；单看前三组，学生的成绩也表现出不同的变化趋势（图2-6）：

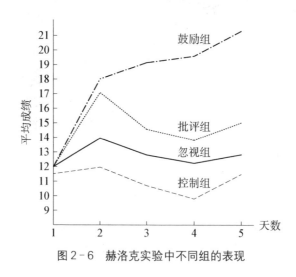

图2-6 赫洛克实验中不同组的表现

由于学生是随机分组的，因此第一天，四组成绩差不多。在第一天得到不同类型的反馈之后，我们看到第二天，前三组的成绩都有所上升，看起来，鼓励和批评都起到

---

① 刘儒德.班主任工作中的心理效应[M].北京：中国轻工业出版社，2015：127—128.

了激励的作用，而且这两组收到直接反馈的效果均优于收到间接反馈的"忽视组"；第三天情况发生了转折，"鼓励组"呈现持续上升的趋势，"批评组"和"忽视组"则开始下降，也就是说负面反馈对学生的后续学习带来了消极影响。对于没有得到直接反馈的两组来说，"忽视组"虽然没有收到直接的反馈，但因为与"鼓励组"和"批评组"在一起，相当于得到了间接的反馈，但是由于缺乏学习的动机，成绩仍然差于"批评组"，而"控制组"因为没有收到任何和任务有关的反馈，他们的学习是盲目的，因此成绩最差。

这个实验所揭示的规律被称为赫洛克效应，它告诉我们对学习结果进行正面反馈，能够强化学习动机，对学习起到促进作用。这就解释了为什么对于一些成绩较差的学生，虽然教师不断地给予反馈（更多的是指责和批评），却不能激励学生；为什么有些乖巧的学生，不出色也不惹事，过分安静到无法引起老师的注意，成绩却总是处于落后的位置。这些结果提醒我们：积极鼓励的反馈比消极批评的反馈好，而完全忽视不给予任何反馈，最不利于学生的后续学习。

平时练习的效果尚且如此，考试更是这样。美国哥伦比亚大学的盖茨和匹斯兰德两位教师也做了一个类似的实验。[①] 他们把学生随机分成三组进行考试，三天之后又进行了一次同样的考试。在第二次考试前，实验人员同样给予了不同的反馈：第一组学生，实验人员称赞他们第一次考得很好；第二组学生，实验人员责备他们没有考好；第三组学生既没有被称赞也没有被责备，也就是没有得到任何反馈信息。实验结果发现，第二次同样的考试之后，成绩最好的是"称赞组"，其次是"责备组"，最差的依然是"忽视组"。这个实验再次证实了赫洛克效应，也就是对考试结果的反馈，会给学生下一次考试带来不同的影响：收到称赞比收到批评好，而且称赞和批评都比不闻不问好得多。也就是说，比批评更可怕的是放弃，对儿童青少年不闻不问是对他们最大的伤害。

---

① 刘儒德. 班主任工作中的心理效应[M]. 北京：中国轻工业出版社，2015：129.

07

外部赞扬越多越好吗

通过前面的研究,结合日常生活中的经验,我们更加能够理解为什么在和儿童青少年沟通时,要给予正面的反馈和建议。这不仅是因为脑负责灵活调整的脑区尚在发育中,还和脑的"奖赏中心"基底核的工作机制有关。

当我们作出一个决策并付诸行动之后,如果被证实是正确的,并产生了好的结果时,大脑就会向负责作出决策的这个脑区发送"奖赏"信号,从而刺激大脑的某些皮层,使大脑的活动活跃起来,这也就是心理学上所谓的"奖赏效应"。基底核作为脑的"奖赏中心",在"被证实是对的"或者"受到称赞"时会非常活跃,能够对人起到鼓励作用。在基底核的作用下,奖赏效应会不断巩固正确的神经连接,从而促进我们认知能力的进一步提升,形成良性循环。

那么,是不是为了满足脑对于奖赏的需求,提高儿童青少年学习的积极性,赞扬就应该越多越好呢?

斯坦福大学发展心理学家卡罗尔·德韦克及其团队对纽约 20 所学校 400 名五年级学生进行的追踪研究发现:一味地赞扬未必能够激励儿童;对学习过程的鼓励,才能推动儿童的进步。[1]

研究人员在第一轮实验中,要求每一名学生都完成一个非常简单的智力拼图任务,这对于所有学生来说都没有太大难度。但是在任务完成之后,研究人员会随机给每一名学生一句话的反馈。其中一半的学生听到的是对于他们智商的赞扬:"你在拼

---

[1] 波·布朗森.阿什利·梅里曼.关键教养报告[M].夏婧,译.杭州:浙江人民出版社,2013:4—7.

图方面很有天分，你很聪明。"这一组学生被称为"赞扬组"。另一半学生听到的则是对他们任务过程中努力程度的认同："你刚才非常努力，所以表现得很出色。"这组学生被称为"鼓励组"。研究人员希望通过这一句话的差异，看看单纯的赞扬和中肯的鼓励，会对学生未来的学习带来怎样的影响。

接下来，两组学生进入到第二轮的实验中——自主选择两种不同难度的测试任务，一种是较难的任务，但是学生能够在完成的过程中学到新知识；另一种是简单的任务，和第一轮的难度相当。结果发现，"赞扬组"的学生大部分都选择了挑战简单的任务，而"鼓励组"的学生中，有90%选择了挑战较难但是能学到新知识的任务。谈到两组的差异，研究人员推测被赞扬聪明的学生不喜欢面对挑战的原因，是这需要冒着可能犯错的风险，而为了避免出丑，他们更愿意选择简单的任务。

第三轮实验故意设置了较难的任务。两组学生都需要完成初一年级的考题，这对于五年级的他们来说，显然并不容易，可想而知两组学生的表现都不尽如人意。但是面对失败，两组又出现了不同的反应："赞扬组"在完成任务的过程中更加紧张，任务过程中受挫时也更加沮丧；而"鼓励组"则表现得更加投入，他们不断尝试各种方法，的确在完成任务的过程中表现得更加努力，在面对不如意的结果时，甚至有几个"鼓励组"学生向研究人员表示，他们依然享受做题的过程。

最让人惊讶的是第四轮的实验结果。在经过前面三轮的实验任务之后，两组学生的情绪和心态都发生了潜移默化的变化，虽然第四轮的任务和第一轮一样简单，但两组学生却呈现出相反的变化趋势："鼓励组"的成绩比第一轮提高了30%，但"赞扬组"的成绩却退步了20%。

仅仅是一句反馈的不同，为什么会带来这样的差异呢？研究人员推测，那些被赞扬聪明、智商高的学生，会认同这样的想法：我很聪明，所以我不需要努力，只有愚蠢的人才需要努力，也就是说他们很可能会不自觉地看轻了努力的重要性。但由于聪明往往是天生的，因此只依靠聪明的人，面对失败时往往束手无策，因为成功与否似乎并不在自己的掌握之中。这也提醒家长和教师，认可儿童投入任务过程中的努力程度，能够给他们一种可以自己掌控的感觉，让他们相信成功是可以通过付出努力争取的。

08

脑喜欢的反馈方式

我们知道脑具有可塑性,通过刻意练习,能够不断重塑人脑和学习有关的神经连接。在刻意练习的过程中,反馈可以说是非常关键的环节,或者说是促进学习发生的重要工具。在儿童青少年学习和成长的过程中,来自家长和教师的反馈可能是对他们学校表现的评价,可能是对他们作业完成情况的评语,也可能是对他们考试成绩的看法。在儿童青少年在发展复杂、高阶知识和机能的过程中,反馈尤为重要,缺乏反馈会导致他们丧失很多学习的机会。

当然,通过前面介绍的实验,我们已经能够了解,反馈对学习所产生的影响具有很大的差异性:我们希望反馈能够发挥积极的促进作用,但很多时候,反馈不当很可能不发挥作用,甚至错误的反馈还会带来负面影响。此外,比给出反馈更加重要的,是儿童青少年在收到反馈之后,如何理解和运用这些反馈。由于不同个体的生活经历、人际关系和对自我的感知本身就存在差异,因此,即使是同样的反馈,对于不同的学生来说,意义也可能有所不同。

我们仍然以"表扬"这种反馈方式为例。假如儿童在考试中成绩有所进步,如果只是给予单纯的表扬,比如"这次考得很好,你真是太棒啦!",这也许会让儿童感觉良好,他可能会记住被表扬时家长或教师夸张的语气和表情,或者自己拿着考试卷骄傲的样子,但对于"这次成绩是如何取得进步的?""怎样保持这些好的做法,以确保在下一次考试中仍然保持良好的表现?"这些更有价值的信息,则不会作太多的关注和思考。

此外,同样还是这句"这次考得很好,你真是太棒啦!"的表扬,对于另外一个儿童来说,他还很可能作出反向的理解:"一定是你们对我的能力缺乏信心!""只有表现不好的学生,老师才会绞尽脑汁地表扬,这不过就是为了安慰我罢了。"当然,还有一些儿童会因此产生对表扬的期待,如同前面实验中的"赞扬组",单纯的表扬可能会降低他们挑战新任务的积极性,因为挑战失败,就会让他面临失去表扬的风险。

学校教学反馈对学习品质的影响

教师在学校的教学反馈是如何影响学生学习品质的呢? 为了深入探讨这个问题,改进教师的教学反馈行为,我们在 2018 年以八年级的教师和学生为对象,通过实践研究,探讨了符合脑科学规律和学生心理发展特点的教学反馈方式。研究的假设是当前学校课堂中过于单一、空泛的教学反馈不足以有效激发学生的学习动机、主动性、好奇心、灵活性和独创性等学习品质;采取更为积极有效的教学反馈,将有助于学生及时调整学习行为和策略,提高学习效率,提升学业表现。

研究的依据源自教育和脑科学的双重视角:从教育视角来看,教学反馈主要指教师针对学生的学习表现和教学目标之间的差距给出有效信息,学生利用这些信息能够确认、增加、转变甚至重构自己的知识。[①] 从脑科学的视角来看,先前的认知活动是选择后续认知活动的基础,教学反馈可以澄清和矫正学生接收到的信息,使大脑调适原有的认知结构。

我们以自然班级为单位,把 301 名八年级学生分为实验组和对照组。两个组中参与本研究的教师,均为新调任八年级的教师。对于对照组的教师,不对其教学反馈行为作任何建议和调整;对于实验组的教师,则要求他们将"积极""及时""具体"和"多样化"的教学反馈渗透在教学工作的三个阶段:在教学设计阶段分析学生的学习需要;在教学过程中有针对性地为学生提供有效而及时的反馈信息;在教学过程结束之后帮助学生进行回顾与反思。

整个实践研究干预过程为一年,八年级开学(前测)和结束(后测)时,分别收集学生"学习品质"(采用"青少年积极心理品质问卷"—认知力部分,顾海根编制)和教师"教学反馈"情况的数据信息。结果发现,无论是对照组还是实验组,"学习品质"和"教学反馈"之间都存在显著的正相关,表明更加认同教师"教学反馈"的学生,通常

---

① Winne, P. H., &. Butler, D. L.. Student Cognition in Learning from Teaching [C]. Husen, T. &. Postlewaite, T. International Encyclopedia of Education. Oxford, UK: Pergamon, 1994:5738－5745.

具有更优秀的"学习品质"。但是需要注意的是,对于对照组来说,由于教师在教学反馈方面没有做刻意的调整,因此前测和后测的相关数据差异不大(相关系数前测为0.55,后测为0.62),但是对于教师有意调整反馈方式并付诸行动的实验组来说,后测时"教学反馈"和"学习品质"之间的相关性有了大幅提升(相关系数前测为0.37,后测为0.77)。

相关分析的结果表明,对教师的教学反馈情况有更高评价的学生,通常对于自身学习品质的评价也更高,反之亦然。对此我们可以从两个方面进行双向假设:一方面,具有更好学习品质的学生,更容易获得教师积极的教学反馈,教师的做法激励了学生,形成良性循环,从而使得学生对教师反馈情况的评价也更高;另一方面,教师给予学生积极、具体、及时的教学反馈,进一步激发了学生学习过程中的创造性、好奇心、热爱、开放思维和洞察力,其对自身的学习品质评价也就更高。

当然,到这里我们只是知道"教学反馈"和"学习品质"有关,但还不能推测两者之间的因果关系。为检验"教学反馈"对"学习品质"的影响,研究进行了回归分析。结果表明,教师教学反馈行为的改变的确对学生的学习品质产生了影响:对于教师教学反馈行为不作任何建议和调整的对照组而言,前测和后测时"教学反馈"对"学习品质"的影响力分别为到 35.7%($p < 0.001$)和 38.4%($p < 0.001$),也就是说学生学习品质的情况有 35.7%(前测)和 38.4%(后测)是受到教师教学反馈行为(特别是"积极"反馈)影响的。

对于教师反馈行为调整的实验组而言,前测时"教学反馈"对"学习品质"的影响力仅有 11.3%,且不具有统计学意义($p < 0.05$),也就是说教师教学反馈彼时对学生学习品质没有产生影响;但后测时,实验组"教学反馈"情况对"学习品质"情况的影响力高达 58%,且具有统计学意义($p < 0.001$),也就是说此时学生学习品质的情况有 58%是受教师教学反馈行为(特别是"积极"和"具体"反馈)影响的。

此外,本研究还关注了学生主观上对自己学业表现的评价。在前后测时,学生都以"优""良""中""差"来评估自己当前阶段的学业表现。一个有趣的现象是,对照组在前测和后测的比较中,自我评价为"优"的学生比例下降,评价为"良""中""差"的学生比例均有所上升;而实验组则出现了相反的趋势:相比前测,后测时自评为"优"的学生上升了 10%,相应地,自认为"良""中""差"的学生比例均有所下降(图 2-7)。可见,教师有意识地调整教学反馈方式的实验组,学生对自我学业成绩的评价有了提高,对自我的认识也更加积极。

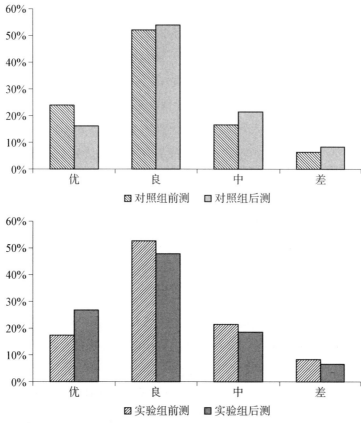

图2-7 实验组和对照组学生前后测对自身学业表现主观评价的变化

这也再次印证了脑科学的研究结论:儿童青少年处于脑神经网络不断形成和修剪的关键时期,教师适时适当给予的教学反馈有助于帮助他们决定,脑中哪些与学习密切相关的网络连接需要保留,哪些无关紧要的网络连接应该剪除。也就是说,实验组教师及时、具体、积极的反馈对学生起到了正向的激励作用:反馈让他们更加清楚地知道,要保持好的学习习惯和学习策略,同时调整和纠正不恰当的习惯和策略以达到最好的学习效果。

本研究还关注了男女生的性别差异。从变化趋势来看,不管"学习品质",还是"教学反馈",男生得分的平均值均从前测的"稍低于女生",发展为后测平均值"高于女生"。这与我们之前基于小学五年级学生的研究结果相反。在五年级学生的研究中,我们发现,无论是"学习品质"还是"教学反馈",女生的评价得分均高于男生。

我们推测,五年级"女生得分高于男生"的结果反映了小学段女生相对于男生所特有的优势。例如女生情绪情感发育更早,能够更为敏感地捕捉到教师语言和非语言反馈中的积极、肯定的信息,她们相对乖巧的课堂表现更容易获得教师的积极反馈。来自脑科学的研究结果也支持了这一假设:女性脑对于情绪和语言的反应,相比男性更为敏感;在与语言机能相关的脑区域,女性的成熟度要早于男性;女性的听觉记忆(课堂中最为主要的信息获取方式,即听讲)相比男性更好;女性控制小肌肉精细运动(如写字)的脑区发育更早。这些人脑发育程度上的差异使得在小学阶段,女生的语言理解和表达能力要优于男生,课堂听讲的效率高于男生,书写任务完成情况好于男生,因此也更容易得到教师的正向反馈。

到初中阶段,男生在空间、计算、操作甚至语言方面的脑机能逐渐发育完善,男生的"创造性""好奇心""开放思维"和"洞察力"等与学习相关的品质不断完善发展。随着他们各方面表现的改变和提升,特别在教师有意调整教学反馈行为的情况下,男生得到教师的积极反馈越来越多,得到教师肯定的机会越来越多,和教师之间的互动也越来越正向。

以上研究结果提醒学校的教育工作者,在教育教学工作中要考虑到男生女生在语言发展、情绪感知、书写运动等与学习机能有关的脑区,存在发育程度上的差异,因此要注意对不同阶段处于相对弱势的一方,给予更多的接纳和鼓励。比如对于小学阶段的男生,教师在课堂上应给予更多的发言机会,在男生发言时保持充分的耐心,对男生书写任务中的表现及时肯定等;对于初中阶段的女生,在她们遇到学业中的挑战和困难时,应给予积极、具体、及时、多样化的反馈和指导,这对于帮助她们建立学业自信、提升学习品质具有重要的意义。

关于有效反馈的建议,包括以下几个方面。

积极具体的反馈

反馈首先应该是积极的,包括对学习行为本身的鼓励和对改进学习行为的建议。所谓积极的反馈,可能是对努力的肯定,也可能是对学习过程客观而中立的评价。和空泛单纯的表扬一样,单纯的批评也无法起到正面的影响,因为一味的批评往往让儿童青少年陷入压力情景之中。当他们面临压力时,肾上腺系统就会异乎寻常地紧张起来。相反,当大脑听到积极反馈的时候,就会分泌更多的血清张素,这是一种对缓解焦虑感有很大影响的神经递质,能够帮助大脑和身体内部的信息传递得更加顺畅。[1]

其次，反馈应该是具体、有建设性的。泛泛的、笼统的反馈（如"你表现得好"）难以起到实效。相反，如果教师的反馈能够结合学生的具体表现（如"你完成数学作业时能主动运用多种解法"）或者付出的努力（如"虽然题目有些难，但你没有放弃，而是一直努力尝试"），那么，这种反馈就能够帮助学生提升自我效能感，提升学习动机，从而改善学习。因为具体、有建设性的反馈，既能帮助儿童青少年明确今后需要保持和改进的分别是什么，也能够让他们因为这份个性化的反馈而感受到反馈者的一份真诚。

我们举个例子，有个孩子写了首诗，当他拿给妈妈看时，妈妈回答："你真是太棒了！如果没有那些错别字就好了。"前半句的反馈容易让孩子感到过于夸张，同时他可能会认为妈妈并没有认真地阅读他的作品。后半句的反馈中妈妈指出错误的方式，也容易让孩子感觉到这首诗因为几个错别字被自己搞砸了，很可能让他难以接受。这个时候，假如妈妈采用另一种表达方式，比如说："你写出了山间美丽的风景，描述得很有画面感。读着你的诗，我觉得我们好像正在山林中漫步呢。不过'漫步'的'漫'字还有点小错误，把它改正过来就更好了。"听到这样的反馈，孩子的感受会截然不同，他知道妈妈用心地阅读了自己的作品，并且读懂了自己想要表达的内容，同时还提出了非常有建设性的意见。当儿童感觉到被认同和被欣赏，就能激发他们继续写作的动力。

其实这很容易理解，联系我们自己的生活，当自己发了一条朋友圈的时候，虽然我们也会因为得到"点赞"而开心，但更希望收到的是走心的互动评论，这是因为"点赞"更多地象征着程式化的赞美，而用心阅读后认真回复的评论，才蕴含着朋友们对我们真正的欣赏或认可，哪怕是批评，只要言之有物，也是能促使自己提高的积极回应。

以下积极反馈的句式可供家长和教师参照：

> 我很喜欢你……方面的表现，因为……
>
> ……给我留下了深刻的印象，因为……
>
> 我发现……很有趣/很有创造性，因为……

建设性反馈：

---

[1] 大卫·苏泽等. 教育与脑神经科学[M]. 方彤, 黄欢, 王东杰, 译. 上海: 华东师范大学出版社, 2014: 70—72.

如果在这个部分加入/更加强调……，会更有创意。比如……

我觉得可以改进的地方是……

如果你想要做得更好，可以考虑……

及时的反馈

在第一章中我们曾经提到，游戏之所以让人流连忘返，和游戏中及时的反馈不无关系。如果了解一下类似《王者荣耀》这样的网络游戏，我们就会知道，游戏中每隔几秒就会给予玩家金币、道具，或者玩家每隔几秒钟就会消灭一只怪兽、攻占一个基地、击败一辆坦克。跳舞和运动类的体感游戏也是如此，每一个动作完成后，屏幕上都会即刻呈现"不错""优秀""完美""超级巨星"等鼓励性的语言，这些都会让我们脑中的奖赏机制，也就是多巴胺回路得到极大的满足。当这些奖赏不断出现的时候，我们的脑不但不会感到无聊，反而会对这件事情更加投入。

在儿童青少年学习知识和技能的过程中，我们也需要及时给予反馈。脑科学的研究告诉我们，人脑通过反馈来调整已有的认知结构，根据反馈不断尝试并最终学会新知识。虽然在某种程度上反馈总是带有滞后性的，但是滞后时间不能过长，否则就无法起到刺激和激励的作用。

比如当一个孩子在学习跳绳的时候，开始可能因为身体不够协调、发力不够精准、动作过于夸张等原因屡屡受挫。此时，如果身边有人及时给予反馈，"夹紧大臂""双脚并拢""成功啦""再来一个""脚尖着地""核心发力""再坚持一下""你可以做到的""做得不错""越来越好了""88, 89, 90……加油""突破了之前的最好成绩"等等，这些及时的反馈就能够发挥游戏中金币的作用，让儿童在阶段性的"胜利体验"中继续向前。

多样化的反馈

反馈未必一定由家长或教师完成，儿童青少年自己也可以成为反馈的主体，进行自我反馈或者同伴反馈。不同反馈主体和多种反馈方式在学习的各个环节配合使用，可以促进人脑更加高效运作。比如在课堂上，当以教师为反馈主体，对学生的学习结果进行反馈时，学生就可以根据教师反馈的信息调整自己的学习活动；而当以学生为主体,向教师反馈自己的学习进展情况时,教师也可以根据学生反馈的信息调整自己的教学。

在哈蒂的研究中,儿童青少年的"自我评估"是影响他们学习效果极其重要的因素,效应量高达1.44。[①] 自我评估和元认知策略的发展有关,如果儿童青少年能够明确学习目标,在付诸实际行动投入学习的同时,还能够及时对自己的学习行为进行自我监控和及时调整,他们就具备了优秀的自我反馈和评估的能力。通过不断地调整和优化学习策略,对自己的作业或者作品进行自我改进,这项能力就会不断发展,儿童青少年对自己的看法也会更加积极,而这些都会有助于学习效果的提升。

另外,儿童青少年彼此之间相互反馈、各抒己见,通过课前、课中和课后开展自评、他评或作品展示等多种途径有效反馈的过程,也是培养他们灵活性和独创性的过程。哈蒂的研究团队也指出,同伴影响对于学习的效应量达到0.53,小组学习的效应量也有0.49,这表明和优秀的伙伴一起学习,彼此之间互相帮助、互相回应,会让儿童青少年的学习起到事半功倍的作用。以下这些对话句式,可以在同伴反馈时加以参照。

表示赞同:

这是一个很好的观点,因为……

我同意你说的……,因为……

当你说……的时候,我的理解是……

提出问题:

你可以更详细地解释一下……吗?

这里我有些疑问,是……

我注意到……,你怎么看?

启发思考:

如果……会怎么样?

---

① Hattie, J.. Visible learning: A synthesis of over 800 meta-analyses relating to achievement [M]. Oxford: Routledge. 2009.

我想知道，如果……可以吗？

我们还可以向谁求助？

澄清意思：

我认为作者是在说……

所以你的意思是……

我同意你说的……

补充信息：

你是怎么知道的？

你可以给我举个例子吗？

能不能再多说一些……？

以良好的关系作为反馈的基础

所有外在的反馈，必须在它们被儿童青少年真正接受时，才能产生作用。家长和教师在学生学习行为发生时给予"积极""具体""及时""多样化"的反馈，能够更好地发挥反馈在脑中建立和修剪神经元网络连接中的作用，从而促进亲子间、师生间形成良性循环的互动方式。哈蒂的研究发现师生关系对学生的学习效果也有重要的影响，效应量达到 0.72。对于家长来说同样如此，这项研究对于家庭因素的分析显示，家长对孩子的期待以及家长在孩子学习中的参与度，是对孩子学习有较大影响的因素，效应量为 0.51。

可见积极的师生关系和良好的亲子关系是有效反馈的前提条件，也就是说，当师生/亲子关系良好、儿童青少年信任教师/家长、同时教师/家长能够真诚中立地对儿童青少年的表现给出真实反馈时，他们才会从教师和家长的反馈中获益。

反馈时把错误看作自我改正的机会

不管是良好的师生关系,还是良好的亲子关系,想要去发挥它们对于儿童青少年吸收反馈的积极作用,都需要教师和家长转变对待"犯错"的看法。在以往的观念中,犯错是让人羞愧的事情,犯错后得到的批评和嘲笑会让羞愧感加深,而犯错的儿童青少年也会因为害怕让家长或教师失望,选择在犯错后逃避问题。但脑科学的研究告诉我们,错误也是让人脑接受信号并且进行信息加工和重构的机会。[①] 大脑的两种反应说明在我们犯错时,会对错误投入更多的关注:一是"错误相关负波"(error-related negativity,ERN)反应,指的是当大脑体验到正确反应和错误反应之间的冲突时,脑电活动会增加;二是"错误正波"(error positive)反应,是一种对错误有意识地关注时,所产生的大脑信号。也就是说,当我们犯错时,已知和未知之间的差距本身就会让大脑感到不安,而此时正是学习发生的关键时刻。即便是错误在此刻没有得到更正,但在这个信息冲突的时刻,大脑由于受到挑战会变得异常活跃,因此正是学习的最佳状态。

迈克尔·乔丹曾经说过:"我起码有9000次投球不中,我输过的比赛超过300场,我还有26次在人们期待我投入制胜一球的时候却投球失误了。我的一生中,失败一个接着一个,而这,就是我为什么能够成功。"我们不妨把错误看成正常的,并尝试去欢迎错误,如果课堂能够"欢迎错误",如果家庭能够"接纳错误",那么,犯错的时候,就是给予儿童青少年反馈的最好时机。

---

① Meyer, J., Schroder, H. S., Heeter, C., Moran, T. P. and Lee, Y. H.. Mind your errors: Evidence for a neural mechanism linking growth mindset to adaptive post error adjustments [J]. Psychological Science,2001:1484 - 1489.

09

制定"脑保养计划"

我们知道,日常的生活和学习中,身体的各个器官都要消耗能量,比如呼吸系统进行气体交换、眼睛看东西、肌肉做动作等等。但说到消耗能量的"大胃王",那一定是我们的脑了。虽然人脑的重量不过是体重的 2％,但每天消耗的能量却占人体全部耗能的 20％—25％,比其他任何器官都要多。想要确保学习活动的正常开展,就需要家长和教师引导儿童青少年保护、滋养脑,确保脑得到充足的能量。具体来说,可以帮助他们制定一份"脑保养计划",这份计划要做到四个好:营养好、运动好、睡眠好、心情好。

营养好

首先,要确保一日三餐吃好吃饱。没错,吃饭太重要了,再强调多少遍都不为过。前面提到人脑是能量消耗大户,按照一日三餐的营养摄入,我们有将近一餐的能量是为了让脑正常运转而吃的。了解这一点,对于青春期阶段过度节食减肥的青少年尤为重要,他们需要知道不吃早餐或不吃晚餐,使得摄入的能量过少,脑就无法有效地完成学习和生活中的任务。

此外,肠道也被誉为人体的第二大脑,因为它分泌的神经递质对于调节精力和情绪也有不可取代的作用。从这个角度来看,儿童青少年摄入的食物越优质,越能够促使他们的肠胃分泌优质的神经递质,从而会帮他们更好地改善大脑。

具体应该摄入哪些营养呢?

一是葡萄糖。脑细胞把葡萄糖作为燃料,能够促使人脑发挥出最佳功能。有研究表明,适当地吃一些含葡萄糖的食物,特别是水果,能够大幅度提升工作记忆、注意、运动机能的有效性和精确性,改善长期认知记忆。

二是脂肪。脂肪有助于神经信号的有效传递。这也许会让我们有些难以接受,因为在传统观念里,脂肪并不属于健康的食物,而是更多地让我们联想到"肥胖""高血脂""冠心病"等不健康的状态。但研究发现,脂肪对于维持髓鞘的健康非常重要,人脑70%—80%的脂肪都在髓鞘里。我们前面提到过髓鞘,也就是包裹在脑白质外面的那层绝缘体,它的存在可以让人脑中的神经元各司其职、互不干扰,让神经信号找准目标、快速传递。相反,如果髓鞘脂肪消失,往往就会伴随着神经退行性疾病,妨碍脑内神经元的沟通,让脑不能正常发挥作用,所以,想让脑表现得更好,绝对不能忽视脂肪的作用。

三是水。水对于确保信号传递道路畅通同样重要。我们知道,水有气态、固态、液态三种形式,但在细胞里要用到水的第四种状态——排斥区水,又叫作 EZ 水。EZ 水带有负电荷,神经元发信号的时候也是携带负电荷,而且必须在负电荷的环境下建立连接,因此充足的 EZ 水对信号的顺畅发送就非常重要了。我们也可以简单地理解为,充足的水有助于将信号输送到全脑各处,相反,缺水会降低信号传递的速度与效率。

四是氧。氧气同样是脑的燃料,儿童青少年在学习过程中,处理的任务越难越艰巨,耗氧量就越高。如果长时间在密闭空间中完成大量脑力任务,血液中缺少氧,就会使人无精打采,昏昏欲睡。

那么该如何获取脑所需的营养呢?

市面上有很多号称健脑的食物,但实际上,在我们的日常饮食中,就有很多对于脑发育有好处的食物,家长和教师可以引导儿童青少年多吃一些促进脑发育的食物,包括:

- 优质蛋白质。比如鱼肉、鸡肉、瘦猪肉等,这些食品含有较多的不饱和脂肪酸及丰富的维生素和矿物质。

- 复合的低糖碳水化合物。比如全麦食品、水果、蔬菜等,它们不但含有多种维生素、无机盐和葡萄糖等脑所必需的营养成分,而且还有丰富的锌。锌和增强记忆有密切的关系,所以常吃水果不仅有助于儿童青少年身体的生长发育,还可以促进智力的发育。也有人提出可以通过"五颜六色"的诀窍,确保摄入营养的丰富性。这里的五颜六色,指的是吃的水果蔬菜加起来,至少要包含五种颜色,因为每种颜色,往往代表着不同的营养。比如花青素是紫色的,叶绿素是绿色的等等。芝麻、蓝莓、枸杞、猕猴桃,这些颜色各异的食品都是不错的选择。

- 健康脂肪。比如牛油果,以及核桃、花生、杏仁、南瓜子、葵花籽、松子等硬壳类坚果,这些食物不仅含脂丰富,还含有对人脑思维记忆和智力活动有益的脑磷脂和胆固醇等。

- 豆类及其制品。这一类食品通常含有丰富的蛋白质、脂肪、碳水化合物以及维生素 A、B 等,蛋白质和必需氨基酸的含量也比较高,其中以谷氨酸的含量最为丰富,它是人脑赖以活动的物质基础。

- 适当补充体内的 5-羟色胺含量。5-羟色胺是一种情绪调节剂,会让我们感到更乐观、更轻松。特别是在面临压力事件,比如重要考试前或遇到较大的挫折时,可以多吃含有 L-色氨酸的食物,因为 L-色氨酸在大脑里会被转化成 5-羟色胺,比如三文鱼、鸡肉、牛奶,都是不错的选择。

当然,为了更好地保护脑,也有一些食物是要尽量少吃的。比如烧烤、油炸食品、碳酸饮料和甜食等。这些食品当中,大多是不好的脂肪和过量的糖分。在本章第二节探讨性别差异时,我们了解到 5-羟色胺是一种让人感到快乐的神经递质,我们体内的睾酮又堪称 5-羟色胺的促进剂,也就是说,睾酮会让 5-羟色胺更好地发挥作用。但糟糕的是,在摄入过多糖分时,我们身体里的睾酮水平就会受影响而降低。因此,虽然吃甜食会让人感到开心,但这也许只是暂时的。从长远看,糖分会抑制我们体内的睾酮。随着睾酮的降低,5-羟色胺的作用也跟着降低,于是我们的乐观程度,也会一起降低。

家长和教师可以把这些知识告知儿童青少年,让他们了解每天人体所需的营养需求,从而合理安排每天摄取的营养组成,确保每天的营养种类是齐全的,数量是充足的,比例是恰当的。为了做到这一点,家长和教师还需要帮助儿童青少年形成比较好的作息规律,比如早上确保留有充足吃早餐的时间,不要因为着急赶路上学,早餐随便乱吃应付了事。

运动好

有了好的营养,就可以进入到"脑保养计划"的第二步:保持运动。生命在于运动,这的确是一个老生常谈的话题,我们都知道锻炼身体的好处有很多。那么,运动对于保护大脑又有哪些好处呢?

首先,运动能够健脑。运动锻炼会增加通过脑部及全身的血液流量,并且通过血液向脑输送氧气、葡萄糖和其他营养物质。脑中血量充足,对于脑中与形成记忆有关的结构体海马体而言非常重要,能够使其更加有效地发挥功能。其次,运动还会触发人脑产生一种叫作"脑源性神经营养因子"的物质,这种蛋白质能滋养神经发育,保证幼小神经元健康生长,巩固新生神经元之间的连接,保护人脑特别是负责记忆的海马体不受压力激素的过度影响。

当然,这些由运动促发的幼小神经元细胞在新生后的四个星期内非常脆弱,如果没有得到恰当的刺激就很可能死亡。所以,劳逸结合在此时就非常重要了。在运动让我们生成更多的脑细胞之后,多学习、多看书、多练习,就相当于进一步激活了这些新生的神经元,促使它们之间形成神经连接。而学习之后,再做些适当的身体锻炼,则能让"脑源性神经营养因子"发挥对幼小神经元的保护作用,让神经连接更加牢固。可见,学习和运动,正是一组彼此促进、实现共赢的合作伙伴,共同促进了脑的改善。由此我们可以推测,学校多开展体育运动,不仅能让学生强身健体,还可以提高学生的学业成绩;而减少体育课、强占课间休息时间完成书面作业,才是真正阻碍提高学业考试成绩的错误行为。

其次,体育运动是一种积极的放松方式。适度运动会使运动中枢兴奋,使脑得到充分休息。有人通过实验发现,如果连续工作两小时,那么至少需要休息 20 分钟才能消除疲劳。如果采用运动的方式,则只需要 5 分钟就可以消除疲劳,这说明运动确实能够使脑的紧张状态得到缓解。了解这些知识将有助于儿童青少年合理应用脑的思维功能,提高学习效率。

那么,运动的方式这么多,哪一种对人脑的促进作用最大呢?

亚蒙博士在《超强大脑》一书中推荐了网球、乒乓球和跳舞这些对脑较为安全的运动方式。[①] 相对而言,这些运动没有强烈的身体冲撞,也不像足球那样,会涉及头球之类容易对大脑造成明显撞击的动作。特别是乒乓球,由于攻守节奏很快,因此打球时通常会调动眼睛、手脚在同一时间互相协调运动,对于小脑的发展也非常有利。在患者打十分钟乒乓球前后,进行大脑成像扫描也发现,大脑的前额叶皮层和小脑的活跃程度在打完球之后都明显增加了。[②] 当然,除了乒乓球,慢跑、健步走、跳绳等有氧运

---

① 丹尼尔·亚蒙. 超强大脑[M]. 权大勇,译. 杭州:浙江人民出版社,2018:6.
② 丹尼尔·亚蒙. 超强大脑[M]. 权大勇,译. 杭州:浙江人民出版社,2018:43.

动,也都是不错的选择。

另外,手指的运动也可以促进相关脑机能,比如言语机能的发展。虽然人的躯体的各个部分都在大脑皮层上有所对应,但这种对应并不按照这些躯体部分的实际大小而定,而是依据它们在机能上的重要程度和应用程度而定:越重要的部分,功能区越大;越相关的地方,离得越近。手指在运动皮层占的比例相当大,而且与语言区十分接近。因此,和手指有关的运动,包括使用筷子、打算盘、弹钢琴、打键盘、做手工、写字画画、手指健脑操等,都是儿童青少年开发脑、保健脑的好方法。

最后,家长和教师也需要了解,人脑不能长时间保持注意力高度集中,因此要提醒儿童青少年,在学习一段时间之后需要适当休息。可以离开座位来回走动,也可以眺望远方或看看绿色植物,还可以做一些简单的放松操,通过活动肩部,改善脑部的供血情况。放松操的具体的做法是:

- 闭上双眼,用双手食指轻揉太阳穴,做 5—10 次。
- 把双手十字交叉放于脑后,一边吸气,一边慢慢把头向前弯。接着一边吐气,一边把头缓缓向后仰,反复 5—10 遍。
- 把双手放在脑后用手指的指腹轻揉头皮,可保持 5—10 秒。
- 双手交叉,让双手手指指根接触,压紧手指,保持 3—5 秒,然后放松。反复 5—10 遍。
- 双脚自然分开,与肩同宽。双手自然下垂于双腿两侧,双肩尽量往上提,保持三秒后,双肩突然下落放松,反复 5—10 遍。

睡眠好

很多家长会抱怨孩子晚上不愿意睡觉,早上又不肯起床。在成年人看来,这就是青少年贪玩懒惰的表现,不少父母都可能为此严厉地批评过孩子。从脑科学的角度来看,这也许错怪了他们。神经科学家认为,青少年贪睡的背后其实暗藏玄机,因为人在不同的成长阶段,睡眠模式是不一样的。

比如,婴幼儿和成年人都是早起早睡型的"鸟儿";而 12—18 岁的青少年却是晚起晚睡型的"猫头鹰"。我们知道睡眠的发生和体内一种叫作褪黑素的激素有关。褪黑素是一种向身体传达"夜晚"信号的激素,能够帮助人体作好休息的准备,并在夜间维持睡眠状态。

按照生理规律,青少年阶段大脑内褪黑素的释放要比成人晚两个小时,所以他们常会熬夜;但又因为褪黑素在体内停留的时间比成年人要长,所以,青少年早上总是起不来。在正常情况下,青少年每天要睡 9 到 10 个小时,一旦被迫遵从成年人的作息,早上必须得早起,但晚上又做不到早睡的话,那么他们每天将会损失近 3 个小时的睡眠。如此长期下去造成的慢性睡眠剥夺障碍,会直接影响到青少年的记忆力和学习能力。要知道,睡眠不仅赋予了儿童青少年做梦的权利,更重要的是,帮助他们强化记忆,巩固新知。保证睡眠,就是在保证儿童青少年的学习效率。

因此,如果"早起"已经成为儿童青少年无法摆脱的定局,那么就只能通过"早睡"来保证睡眠时间了。作为成年人,我们都有过睡前刷手机或在电脑前工作到深夜,导致难以入睡的经历。研究表明,手机、电脑等电子设备发出的蓝光会抑制褪黑素产生,加强觉醒状态,让脑误以为还不应该休息,因此容易导致睡眠紊乱;同时,电子产品和电脑游戏的刺激也会使神经系统保持兴奋,影响正常入睡。所以,不管是孩子还是成年人,睡前 30 分钟不接触电子产品,对于好的睡眠都是非常重要的。家长和教师想要儿童青少年早睡,就应该避免他们在睡前接触电子产品。同时,督促和帮助儿童青少年按时完成当晚的作业,有效缓解他们的学业焦虑,对于保障儿童青少年的睡眠质量也非常关键。

想要儿童青少年避免熬夜,保证充足的睡眠,家长和教师还需要向儿童青少年介绍科学用脑的知识,帮助他们养成良好的用脑习惯。儿童青少年需要了解睡眠对大脑皮层的保护作用,了解通过睡眠可以让脑的功能得到极大程度的恢复。家长要为儿童青少年营造良好的睡眠环境,帮助他们养成良好的作息习惯,提高睡眠质量。教师也需要提醒儿童青少年确保充足的睡眠时间——小学生十小时以上,初中生九小时以上,高中生八小时以上的睡眠时间,对于儿童青少年的身心健康是非常重要的。

除了确保晚上的睡眠,相对简短的午睡也能够起到增加睡眠、适当休息的作用。经过一上午辛苦的学习,儿童青少年很需要午睡这个短暂的休息机会让脑得以休整。条件允许的情况下,可以建议儿童青少年在下午上课前睡一会儿午觉,15—30 分钟就可以,即使只是简短的午睡,也可以达到夜间睡眠两小时的恢复效果。

心情好

确保营养摄入,保持适度运动和充足的睡眠,接下来,"脑保养计划"的第四步,是保持好心情。当消极情绪过度占据人脑时,持续分泌的皮质醇等应激激素就会对人脑(特别是和记忆有关的海马区)造成巨大的影响,它们会阻止人脑记忆功能的正常发挥,甚至直接杀死海马体上的细胞。调节情绪有很多方法,在"脑保养计划"中,推荐尝试下面这种方法:增加快乐回忆。

这个方法简单、容易操作,只需要每天拿出一点时间,多想一些让自己感到快乐的事情。也许你会觉得奇怪,对于人脑这个生理组织来说,心理联想能起多大作用呢?我们以打乒乓球来举例。当儿童青少年练习打乒乓球时,随着规律和有强度的训练,他们的反应越来越灵活准确,对于一些角度刁钻的球,身体会根据之前训练的战术和技巧,自动化地迅速反应。

同样,大脑在思考的时候,也和打乒乓球一样。某一类的思考,对应着人脑中某些特定的神经回路。和幸福有关的联想,会激活与幸福有关的脑区;和忧伤有关的回忆,则会激活与忧伤有关的脑区。由此我们可以推断,经常回想快乐的回忆,就会让和快乐有关的脑区连接不断加强。经常做"快乐联想"的练习,也会让这些快乐相关的脑区越来越更容易被调动和激发。也就是说,对大脑而言,快乐也是一种能力,越锻炼越强大。

麻省理工学院的 Steve Ramirez 和 Xu Liu 两位神经科学家在老鼠身上做了一个实验,用以验证"以往的快乐记忆"是否对"当下的低落情绪"有帮助。[①] 他们首先帮助一只雄性老鼠制造了一段快乐美好的记忆(和雌性老鼠无忧无虑地生活在一起),并且通过某种生物化学技术,让老鼠脑中正在工作的神经细胞发出某种颜色的光,从而识别出这些脑区,将这些脑区的神经细胞标注出来,并把它们定义为是负责制造和储存这段快乐记忆的区域。然后,科学家把这只老鼠关在一个暗无天日的狭窄小管子里,不出几天,这只老鼠就抑郁了。

一般来说把一只正常的老鼠吊起来,它都会挣扎反抗,直到没有力气为止,这是基本的求生欲。但这只抑郁的老鼠,就懒得反抗,它静静地被倒吊着一动不动。接下来,科学家把一种由激光发射器和光导纤维制成的装置植入老鼠脑内先前标注快乐记忆的那部分脑区,这样当设备仪器的开关打开的时候,蓝光可以直接打到老鼠这些特定的神经细胞上(快乐记忆区)。

结果果然和科学家设想的一样,打开蓝光开关后,老鼠之前的快乐记忆被激活了。

---

① https://www.zhihu.com/question/20570905/answer/456459456.

这时,被倒吊的老鼠开始挣扎,这意味着,本来毫无斗志的老鼠又开始重新燃起对生活的热情了,最起码它有了基本的求生欲。当然,在最开始,这种蓝光治疗的效果是暂时的,也就是说,蓝光开关开一次,老鼠被吊起来的时候就反抗一次。但没有蓝光之后,老鼠被吊起来又懒得反抗了。但是在连续对老鼠进行"蓝光治疗"5天之后,科学家发现,治疗效果可以持续至少24小时。也就是说第二天老鼠被吊起来后,虽然没有打开蓝光开光,但依然会反抗。此外科学家还发现,通过不断激活老鼠的快乐记忆,也让老鼠脑中产生了更多的新生神经元。

这个实验告诉我们,老鼠尚且需要积极的记忆(positive memory)来抵御生活中的磨难,对于我们每个人来说,难道不是一样吗?对于儿童青少年来说,较重的学业负担,加上大脑局限所带来的自控能力不足,让他们的生活和学习不可避免地会遇到痛苦和挫折,而拥有并回忆起以前的快乐,能够支持他们克服暂时的困境。可以说,童年快乐的、积极的回忆,也是一个人成长中的财富。在脑可塑性极强的儿童青少年阶段,家长和教师需要多和他们一起制作快乐的回忆,让快乐变成保护脑的超能力。

利用"脑保养计划",从容应对考试

下面的几条小建议,可以帮助儿童青少年在考试之前,更好地调动脑的潜能,让脑的工作更加有效,从而助力自己取得好成绩:

- 动一动。即使是简单的运动,也可以给血液提供氧气,加快血液流动的速度。活动的方式可以是做几个深蹲或者原地起跳,如果不愿意蹦跳则可以选择在教室外的走廊上快走几个来回或爬几层楼梯。
- 吃水果。脑细胞需要葡萄糖作为燃料。如果在学校考试前不方便吃水果,也可以吃一些成分天然的果干(比如葡萄干)。一项研究结果显示,50克的葡萄糖足以让青少年的长时记忆回忆率提高35%,工作记忆回忆率提高20%以上。[1] 葡萄糖对记忆力提升的效果此后也被其他研究者所证实。[2]
- 喝些水。吃水果或者果干时,喝一杯水,可以让葡萄糖更快速地融入血液中。

---

[1] Korol, D. L. , &Gold, P. E. . Glucose, memory, and aging [J]. American Journal of Clinical Nutrition, 1998,67:764S‑771S.

[2] Smith, M. A. , Riby, L. M. , van Edkelen, J. , &Foster, J. K. . Glucose enhancement of human memory: A comprehensive research review of the glucose memory facilitation effect [J]. Neuroscience & Biobehavioral Reviews, 2011,35:770‑783.

不过,考试前这段时间吃进去的葡萄糖发挥振奋大脑的作用只能持续 30 分钟,因此不能完全指望通过这些来提高成绩,毕竟扎扎实实好好学习才是第一位的。

答案:

1. 更易被人认定什么都学不好

B——通常男生更可能被鉴定为有常见的学习障碍,尤其有语言方面的障碍。

2. 放学之后在家庭作业或学习上花费较多的时间

A——放学后女生会花较多的时间去学习,男生更喜欢参与室内外的运动和游戏。

3. 与志趣相投的同学共同学习能取得最好的效果

B——男生更看中同伴群体,结伴学习的学习成效较好。

4. 加入不以学习为目的的同学团体

B——虽然男生在同伴群体中容易取得学习成效,但他们的同伴群体往往不是以学习为重的。

5. 拥有出色的文本校对技能

A——女生有着优秀的校正技能。

6. 愿意检查功课以发现错误并改正错误

A——女生更愿意检查错误、改正错误。

7. 更易被人认定学不好数学

C——在计算障碍和数学学习障碍方面,不存在性别差异。

图 2 - 1:B

第三章

学习更高效的脑机制

案例：为何大脑会一片空白

小林是一名初三的女生，临近中考，复习时间紧张，压力也比较大，所以考试前这段时间她经常熬夜。因为睡得比较晚，也导致小林早上经常睡不醒，总是匆匆忙忙准备去上学，早餐也往往吃几口应付了事。白天几乎所有的时间都排得满满当当，可想而知，小林平时根本没有运动锻炼的时间。好在小林对功课的认真态度和努力付出都没有白费，虽然忙碌，但她平时的回家作业和考试测验都能够应对自如，基本可以发挥出自己的正常水平。

然而，随着升学考试的临近，小林却越来越不安了。最让她感到困恼的是，每逢重要模拟考试，她就特别紧张，她的表现就像换了一个人，或者至少说，像换了一个大脑，之前学习的知识好像都从脑袋里抽空了，有时看着卷子上的题目怎么也想不出答案，好像有些记忆在考试的几个小时里消失了一样。但同样的题目，只要不是重要考试，无论是课后作业，还是课堂小测验，她都可以轻松应对。现在马上要中考了，小林很担心这种"大脑一片空白"的情况会在中考的考场上再次发生。

小林的困惑并不是个例。在这一章，我们将结合脑科学的研究结果，探讨以下几个问题：记忆是如何发生的？遗忘又是怎么回事？增强记忆的方法有哪些？压力究竟是好还是坏？儿童青少年的压力有哪些？为什么这些压力会影响记忆的效果？压力带来的情绪和记忆有什么关系？以及如何调节学业压力、提升记忆效果？

01

记忆发生的脑机制

作为家长和教师,我们都期待儿童青少年能够拥有优秀的记忆能力,因为绝大多数知识和技能的获取都离不开记忆。学生要完成作业、通过考试,从而证明自己掌握了课堂上老师所教授的内容,更是离不开记忆。

从记忆的内容来看,每个人都有各种不同类型的记忆。一种是语义记忆,通常指事实性的、陈述性的、外显的记忆,比如在学科学习中需要背诵的古文、语法、公式、历史事件等等;第二种是事件记忆,通常也是陈述性的、外显的记忆,但会和一些具体的情景有关,比如上学第一天、某次考试失利、一次难忘的旅行等等;第三种是程序性记忆,通常和技能的掌握有关,涉及运动和认知活动,比如熟练地骑自行车、唱歌、做家务、系鞋带等等;第四种是情绪记忆,这是指那些伴随着兴奋、恐怖、痛苦等强烈情绪下的经验,很容易让我们印象深刻,所以我们可以毫不费力地记住经历中最美好的或者最糟糕的事情。

随着脑科学的发展,我们对记忆的认识也不断更新。脑科学将记忆定义为人脑对外界或自体输入的信息,进行感觉登记、编码、存储、提取及遗忘的过程。按照发生和保持的时间长短,记忆被分为感觉记忆、短时记忆和长时记忆。

感觉记忆也叫瞬间记忆,指感觉信息到达感官的第一次直觉印象。我们在生活环境中接触到的各种信息,会首先到达感觉记忆,如果这些信息被人脑注意到,则会进入短时记忆。短时记忆像是一个中转站,人脑的短时记忆容量越大,同一时间内可处理的信息就越多,人脑的功能也就越强。以往的研究认为短时记忆的容量有限,通常为7 ± 2个信息单位。但儿童青少年的短时记忆仍有很大的进步空间,因此如何扩大他们的短时记忆容量，是人脑潜能开发中的重要内容之一。

短时记忆中的信息如果没有足够多的重复，很可能在短时间后就会遗忘，比如考试临时抱佛脚的内容，很可能在考试之后就忘了；而那些经过人脑记忆脑区不断加工的信息，则可能变成长时记忆并存储在不同脑区。长时记忆的记忆容量非常大，可以毫不费力地进行提取。

我们通过人脑中和学习、记忆相关的核心部位来解释记忆的发生。这三个核心部位分别是内嗅皮层、海马体和大脑皮层。内嗅皮层的功能类似一个过滤器，负责对从不同感觉通道涌入人脑的海量信息进行过滤；海马体是加工这些信息以便形成记忆的关键部位，通过组合这些信息，把和这些新信息相关的神经细胞，通过神经突触连接起来，于是新记忆就这样构建起来了；新信息被海马体加工并打上"某某记忆"的标记后，就会被存储到大脑皮层上，每次回忆或提取这些特定记忆的时候，这部分大脑皮层的细胞就会活跃起来。而且，每一次的回忆和提取，都会让和这些记忆有关的神经细胞之间的突触，也就是神经细胞之间的连接点，被加厚一次。随着神经突触不断被加厚，神经信号的传递也会变得更快，于是，记忆就在这样的循环中被加深了。

我们可以把这套记忆发生的脑机制比喻成电影摄制组：其中内嗅皮层相当于摄影师，负责把各种信息原材料收集拍摄好；海马体是电影导演，由它来决定如何剪辑这些收集好的素材，通过恰当地编排把影片的起承转合处理妥当，并演绎出一个完整的故事。最后当所有后期制作都完成之后，这段"记忆影片"就可以上线发布，并存储在大脑皮层这块"大脑硬盘"上，以便在需要的时候提取播放了。[1]

可见记忆的脑机制，简单来说就是神经元和神经元之间连接的变化。不管是重复还是回忆，神经元连接被激活的次数越多，这个连接就会变得越有效。我们也可以用"细胞婚姻"来形容神经元之间记忆的发生与保存，意思是指许多记忆内容的保存，来自人脑中边缘系统（即海马体、杏仁核等）与大脑皮层之间的多元细胞婚姻，而记忆的发生和储存，取决于它们的婚姻质量是否牢固。如同婚姻需要用心经营磨合，才能使夫妻之间的情感更加深厚而稳定，记忆的细胞婚姻也是如此，只有"丈夫"和"妻子"这些不同神经区域的细胞之间建立持久连接，神经信号密切往来，才能够使记忆日趋牢固。它们之间深度的网状的连接，最后的结果就是长期记忆的产生和储存。

---

[1] 本尼迪克特·凯里. 如何学习[M]. 玉冰，译. 杭州：浙江人民出版社，2017，15；32.

02

记忆为什么会遗忘

19 世纪 80 年代,柏林大学的教师赫尔曼·艾宾浩斯为我们揭示了记忆的不同周期:一些记忆存在几分钟之后就会消失,有些记忆则可以存留几天、几个月甚至一辈子。他以 2 300 个无意义的单词作为实验材料,来探索记忆和遗忘的规律。这些单词由三个字母以辅音-元音-辅音的结构呈现,如 LEF、REN、ZUG、TAZ 等。经过多年的研究,艾宾浩斯提出了著名的遗忘曲线(图 3-1),这条曲线可以告诉我们,新学到的知识将会以什么样的速率被遗忘:根据艾宾浩斯的实验,在我们新学一种知识的 20 分钟后,就只能记得所学内容的 58％了;1 小时之后就只能记得 44％;一周后的记忆只有最

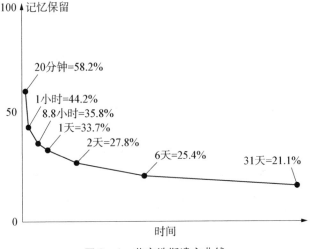

图 3-1　艾宾浩斯遗忘曲线

初的 1/3；而一个月后，记忆就只剩下 1/5 了。也就是说，我们对新事物的记忆会随着时间的推移而不断减弱，而且最初几天遗忘的速度还特别快。

虽然今天我们可以从积极的视角去理解遗忘，比如遗忘对于人脑来说也有正面作用，它能帮助我们过滤掉涌入人脑的大量垃圾信息，从而让脑更加专注在某一件事情上。但对于儿童青少年的学习来说，新知识以这样的速度被遗忘还是不免让我们感到沮丧，那些和考试相关的知识，我们还是期待能够被儿童青少年牢牢地记在脑中。

同样不甘心的还有很多人。在一百多年前，伦敦有个叫巴拉德的研究人员做了这样一个实验，[①] 他让一个班的小学生阅读一首诗，并要求他们尽量把诗句背下来，仅此而已。在学生学完并休息了 5 分钟之后，巴拉德却毫无征兆地对刚刚背诵的这首诗进行了默写测试，可想而知，学生的默写成绩都很一般。

但实验还没有结束。两天后，同样是毫无征兆，巴拉德突然要求这些学生再次默写那首诗。所有人都没想到还会再次考试，所以都毫无准备，考试成绩按说会惨不忍睹吧。但结果却恰恰相反，班上的平均成绩反而提高了 10%，这个实验的结果也被称为巴拉德效应。让人疑惑的是，巴拉德效应根本就不符合我们所熟知的"遗忘曲线"，按照艾宾浩斯的说法，我们对事物的记忆应该随着时间的推移而不断减弱，而且最初几天遗忘的速度还特别快，怎么可能还加强了呢？

直到 20 世纪 80 年代，加州大学洛杉矶分校的比约克教授夫妇，提出了"记忆失用理论"，才完美地解释了巴拉德实验背后的原理，让我们得以理解其与艾宾浩斯遗忘曲线之间的矛盾。[②] 比约克夫妇的理论认为，我们的记忆应该包含两个维度，一个是存储强度，一个是提取强度。

存储强度不会随着时间减弱，也就是说一旦我们记住了一首古诗、一个英语单词、一个历史事件，它们就会永远存储在我们的脑中。但我们还是会好奇——那为什么我们一直都在忘记一些东西呢？

学过的知识的确会被遗忘，过往的经历也会变得模糊。根据约克夫妇的解释，这其实是提取强度出了问题。

和存储强度不同，提取强度会随着时间的延长和使用的减少而衰退。如果没有经常复习，提取强度就会随着时间慢慢减弱，这也是艾宾浩斯遗忘曲线所强调的。当然，提取强度是可以越用越高的，每一次提取记忆，提取强度都会增加，而且因为这段记忆

———————————

① 本尼迪克特·凯里. 如何学习[M]. 玉冰，译. 杭州：浙江人民出版，2017：46—52.

② 本尼迪克特·凯里. 如何学习[M]. 玉冰，译. 杭州：浙江人民出版，2017：53—59.

在我们的脑里又过了一遍,所以存储强度也同时被增强了。比如现在请你回忆起多年没见的幼时伙伴的面庞,你肯定想不起来什么,但如果你突然遇见了这位伙伴,两个人一聊天,儿时的情景一下就全回来了。也就是说,记忆一直都在,只是因为太久没有重访,所以不那么容易被提取了。

回到巴拉德效应中,学生们在学完那首诗之后的第一次考试,虽然成绩不佳,但这次考试相当于一次复习或信息重访,他们通过提取记忆的动作,把对这首诗的记忆加强了。两天之后再考试时,上次已经写出来的诗句这次就不需要再费额外的精力,于是学生们就有时间去回想上次没写出来的诗句。对于诗句来说,上下句之间通常存在一些语音或语义的关联,所以第二次也就能多写出几句了。

其实,在艾宾浩斯的研究中也曾经揭示,在固定的时间对特定的信息进行重复,可以增加记忆的周期。而且重复之间的时间间隔,正是促进新知识转化为长时记忆的关键一环。想要把短时记忆转化为长时记忆,最好在学习新知识一天之后、一周之后、一月之后、三月之后进行定期的复习(详见第七章第 5 节内容)。当然,这里所提到的复习,也不仅仅只是简单重复所学的知识,而是尝试在新知识和已有知识之间建立联系。

由此可见,考试也许就是最好的复习。从这个角度去看,每一次考试都在督促儿童青少年再次提取记忆,而每一次的提取,也都是对新知识的巩固。特别是考试中提取记忆发生困难的时候,如果可以抓住这些时机,就可以让那些原本看似被遗忘的知识,通过巩固和复习提升它们的提取强度和存储强度。

03

人脑偏爱的记忆法

那么,在日常的学习中,哪些因素或者方法能够帮助儿童青少年增强记忆效果呢?

方法 1,重复、重复、再重复

在特定的时间间隔进行重复,是把记忆巩固在脑中最有力的方式。回顾记忆形成的脑机制,我们知道新学习的信息以电子信号的形式进入人脑后,需要经过多次重复才能慢慢建立起与之相关的记忆,这个过程中,也是不断重塑存储相关信息神经网络的过程。

我们都希望儿童青少年在学习时能够快速又有效地记住知识,在脑科学领域,这种期待有一个专有词汇——长时程增强 LTP(long-term potentiation),这是一种快速建立而持久作用的突触反应性增强,具有协同性、长时性、特异性等特点,被认为是学习和记忆的神经基础。为了便于理解,我们以两个神经元之间的互动对 LTP 进行解释。

我们把其中一个神经元比作"老师",把另一个神经元比作"学生"。"老师"在接收到信息(相当于需要学习的知识)之后,想要把这些信息通过突触传递给"学生"(电传导)。在很短的时间内,"学生"接收到这些刺激并且作出反应,于是就和"老师"之间建立了短暂的联系。但如果"老师"只完成一次传导之后,就不再给"学生"加固信息,那么之前短暂形成的联系很快就会消失,"学生"就会回归到清零的状态,准备接收其他可能会传递过来的信息。

所以,想要"学生"把短暂的反应转变成长期的反应,就需要"老师"在接下来的时间里,间隔性地多次向"学生"传递信息。对于课堂上的学习也是如此,重复,特别是刚刚学完新知识之后的重复,是非常重要的。以一天为单位,如果学生在课堂上学习了新的知识,那么最好在之后90分钟时,能够再对这些知识进行重复。以一周为单位,则需要把新知识学习之后的第三天或第四天作为复习知识的时间。随着有计划、有目标的重复,新知识才能逐渐得到巩固,转化为长时记忆。反观艾宾浩斯遗忘曲线,那些遗忘发生的时间点,恰恰应该成为重复知识的关键时刻,每一天的回家作业,每一周的测验,期中和期末考试,其实也是对提取新知识的一次重复。家长和老师如果可以多从巩固记忆的角度去看待儿童青少年的考试,而不只是关注成绩和排名,不仅能够让考试事半功倍地促进记忆形成,还能够帮助儿童青少年调节对于考试的畏惧情绪。

方法2,充分"理解",寻找"意义"

长时记忆的形成和两个重要的因素有关:理解和意义。

准确理解所学的知识,明白所学知识的含义,是记住这些知识的基础。想象一下,如果儿童青少年对于课堂教师教授的知识一知半解,只能依靠死记硬背去记住,可想而知,即使能够背下来,记忆的效果也无法长时间保持。

那么,是否只要理解了所学习的知识点,遗忘就不会发生了呢?我们可以设想一下,假如三天后我们需要参加一个航天知识竞赛,复习材料中有关航空航天的知识点我们都能够理解,也顺利地完成了知识竞赛,但由于之后我们的生活、工作和航空航天没有过多的联系,这些知识对自己来说没有特别的意义,因此用不了多久,那些当时应试突击背诵的航天知识可能就被抛在脑后了。我们就此做一个反向的推论,那就是想要记忆的效果更好,不仅要理解知识的内容,最好还要找到这个知识对于自己生活、学习或工作有什么意义,也就是建立新知识和已有知识之间的联系。当这个新知识的"意义"与众不同时,对它的记忆也就更加深刻了。

也就是说,虽然"理解"和"意义"对于记忆都非常重要,但如果非要分出个胜负来,显然"意义"更加重要。如果一个学生每天都能理解所学习的知识,但这些知识对他来说缺乏意义,其记忆的长久保存和有效提取,就可能是一件困难的事情。

意义建构是人脑的核心功能之一。人脑在学习过程中并不是被动地接收信息,而是一直对其所接收的信息进行重组、加工,并为其所经历的事件赋予意义。来自脑扫描的研究发现,当新的学习材料可以被理解领悟,同时又与自己的经验有联系、有意义时,脑区就会有更多的激活,学习者对学习材料的记忆保持也会显著提高。[①]

比如,一位将来想要从事航空航天事业的青少年,很可能就会在参加完知识竞赛后,继续查阅相关的资料,甚至为自己未来职业生涯设计一份发展计划,由于和自己的生活建立了联系,当时参加竞赛前突击背诵的知识便有了不同的意义,也就不那么容易被遗忘了。这也启发我们,帮助儿童青少年发现学习的真正意义,发现学科知识和自己生活内在的联系,可以帮助他们增强对学习内容的记忆。

方法3,建立知识之间的联系

当然,在有些时候,儿童青少年也许暂时找不到所学习的知识和自己生活的连接点,它们看起来似乎没有意义。记住航空知识竞赛的内容,对于一个不打算从事航空事业的学生来说,或许就会感到有些困难。此时,建立联系依然是帮助巩固记忆效果的好方法。只不过,不是建立知识和个体自身生活或未来发展之间的联系,而是建立新知识和脑中已有的其他知识之间的联系,使得这些新知识更好地被纳入到脑的记忆版图中,从而促进学生进行意义建构。由于我们对于已有的知识比较熟悉,就能够以它们为抓手,帮助自己回顾新知了。

这个建立抓手的过程,其实就是对新知识强化编码和加工的过程。脑科学家约翰·梅迪纳曾用他小时候经常光顾的一家鞋店为例,对此进行了解释。[②] 约翰说这家鞋店的门上配了三个把手,一个比较高,靠近门的顶部;一个比较低,靠近门的底部;第三个则不高不低,在门的中间。店主设计三个把手的原因很简单——希望不管是高个子还是矮个子,小朋友还是年长者,力气大还是力气小的顾客,都可以轻松推开自己的店门,成为自己的顾客。如果说我们大脑的记忆也有一扇大门,给新知识进行编码,建立和已往知识时间的联系,就等于在这扇门上不断安放方便进入的把手。

众多研究表明,多感觉通道的(运用耳朵、眼睛、嘴巴、手等)、图文并茂的记忆方法通常更为有效。家长可以鼓励儿童青少年参加不同活动,帮助他们调动多种感官进行学习;教师也可以通过运用多样化的教学和活动模式,比如播放音乐或视频片段、提供

[①] 安东尼·J·格林. 联系、记忆和学习[J]. 周林文,译. 环球科学. 第一科学视野大脑与认知. 2012:192—197.

[②] 约翰·梅迪纳. 让大脑自由[M]. 杨光,冯立岩,译. 杭州:浙江人民出版社,2015:97—98.

实物模型、动手操作实验等,在课堂上调动学生各种感官的参与,从而有效地促进学习。

以视觉化形式呈现知识结构的思维导图,也是一种不错的方式。鼓励儿童青少年制作思维导图,不仅可以建立起知识点之间的联系,标注关键点以辅助记忆,还可以提高他们的创造力,帮助他们发现不同主题之间的相似之处和相异之处。此外,在继续学习的过程中,他们也可以不断扩展、添加重要的细节,来完善自己的记忆网络。要知道,网状结构也正是脑细胞之间链接的方式,以相似的方式存储会更有助于记忆的提取。当我们以思维导图中的任意一点为抓手,就可以逐渐联想到整个思维导图中的内容;而此刻大脑中的记忆网络,也以类似的方式,从一个神经细胞的激活,逐渐蔓延到整个神经网络的激活。①

方法4,分散学习效果更好

有些儿童青少年会在考试前突击学习,甚至通宵熬夜,希望能够在几天后的考试中有所突破。但实际上,很多研究都表明,把一次长时间的学习分散成多次短时间的分散学习法,效果会更好。

分散学习带来的第一个好处,是新知识学习之后的遗忘速度会变缓。

下图3-2中(彩色图请见书前插页),蓝色的线表示采用分散学习的方法,红色的线表示采用突击学习的方法,黑色的线表示测验或考试时刻。② 通过对比可以发现,

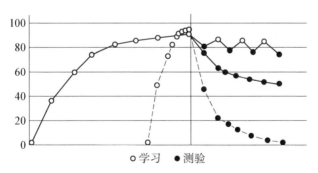

图3-2 分散学习让新知识遗忘速度更慢

① 安东尼·J·格林. 联系、记忆和学习[J]. 周林文,译. 环球科学. 第一科学视野大脑与认知. 2012:192—197.
② 杨滢. 让孩子受益一生的大脑开发课[M]. 海口:海南出版社,2021:156.

即使在考试前学习的次数一样多,但考试之后两种学习的遗忘速度却是不同的。如果仔细观察,就会发现考试之后的红色曲线,实际上正是著名的艾宾浩斯遗忘曲线。但是,如果采用分散学习,并且在考试之后,还能间隔性地添加学习和练习次数,遗忘的速度则是最为缓慢的,相应地,学习效果也是最好的。

分散学习的第二个好处,是即便在睡眠不足的状态下,依然能够抵御记忆的衰退。

图3-3(另见彩插)中黄色表示每晚睡5个小时,并且选择突击学习的记忆表现;绿色表示每晚睡9个小时,并且选择突击学习的记忆表现;蓝色表示每晚睡5个小时,并且选择分散学习的记忆表现;黑色表示每晚睡9个小时,并且选择分散学习的记忆表现。[①] 来自不同个体的结果都证实了分散学习的记忆效果显著优于突击学习:同样是睡眠5小时,采用分散学习方法的记忆表现也均优于突击学习;而9小时睡眠充足时,同样也是分散学习方法的记忆效果更好。重要的是,即便是5小时不足的睡眠时间＋分散学习方法的组合,其记忆效果也要好于9小时充足睡眠＋突击学习方法的组合;而睡眠不足＋突击学习,也就是前面我们提到的临时通宵"抱佛脚"的学习方法,实际上记忆效果是最差的。这也就提醒家长和教师,对于睡眠时间无法保障的儿童青少年,采用分散学习的方法来他们维持学习效果就显得尤为重要了。

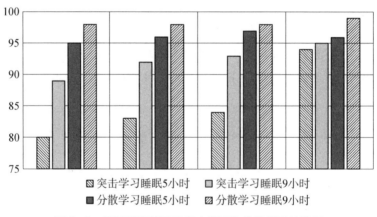

图3-3 不同睡眠情况下突击学习和分散学习的效果

脑科学家通过功能性磁共振成像(fMRI)技术捕捉我们在检索和提取记忆时大脑的活动情况,发现左内侧前额皮层表现得非常活跃。据此开展的一项研究中,研究人

---

① 杨滢.让孩子受益一生的大脑开发课[M].海口:海南出版社,2021:157.

员把学生分成了两组,分别完成单词背诵的任务。① 其中一组采用突击学习的方式,要求学生在短时间内通过高强度的重复来记住单词;另外一组则给他们较长的时间,并设计了一定的时间间隔来记忆单词。结果显示,从单词背诵的成绩上来看,突击学习的一组表现远不如第二组;同时,他们脑中左内侧前额皮层在完成任务的过程中,激活程度也远远不足,也就是说大脑中负责记忆检索和提取的区域并没有发挥应有的功能。

根据以上研究结论,假如青少年在距离考试还有十天时,打算把自己还没有背熟的历史学科内容复习十遍。家长和教师需要给他们的建议是:把十次复习分散到十天里间隔进行,这会比集中在二三天内完成十次复习,效果要好得多。

方法 5,变化场所,交替学习

有时家长和教师会发现,孩子在家里和教室里完成作业和考试测验的表现都是不错的,但在需要更换考场的重要考试时,就会表现失常。这里除了有正式考试时情绪紧张带来的影响,还有另外一个潜在的影响因素,那就是环境的变化。不熟悉的环境对儿童青少年来说,本身就是一个压力源。

如果儿童青少年在平时的学习中,就注意变换几个不同的场所,不仅能够降低他们在陌生考场上的焦虑感,对于提升考场上的记忆力也有一定的促进作用。一项研究把学生分成了两组,分别进行两次学习。第一组的学生两次学习都在固定的空间,要么两次都在一个狭小杂乱的空间进行,要么两次都在宽敞明亮的空间进行;第二组学生两次学习则在不同的空间,其中一次在狭小杂乱的空间内学习,第二次则变换到宽敞明亮的另一个房间。之后两组学生都在一间和之前学习环境都不同的普通房间参加考试。结果发现,第二组变换学习场所的学生,测试成绩比固定学习场所的第一组学生高了 40％。② 研究人员推测不同的学习环境提供了更多的背景因素,而这些因素(可能是房间的摆设、可能是透过窗户看到的风景)都和学习过程发生了潜移默化的联系,有助于帮助记忆的存储和提取。所以有些孩子在自己的书桌前、在固定的灯光亮度下会有最好的表现,很可能是因为房间里这些熟悉的元素激发了他们的长时记忆。

---

① 约翰·梅迪纳. 让大脑自由[M]. 杨光,冯立岩,译. 杭州:浙江人民出版社,2015:113.
② 本尼迪克特·凯里. 如何学习[M]. 玉冰,译. 杭州:浙江人民出版,2017:83—84.

可见，在不同的场所（比如图书馆、自习室、公园等）交替学习，可以避免脑中的记忆只和某一个环境产生关联。这也提醒家长，在家里可以鼓励儿童青少年在不同的房间学习，或者不时地改变房间的布置；提醒教师在教室里可以经常变动学生的座位，让学生有机会坐在教室前后左右的不同位置。

此外，"变换"不仅可以发生在学习场所上，还需要发生在学习的内容和方式上。内容上的变换，既可以是不同学科之间的交替学习，也可以是一门学科不同题型之间的交替练习。比如把语文、数学和物理三门学科的内容进行等分，之后在周一、周三和周五三天都完成三门学科相应的复习内容，这种方式比集中复习（比如周一复习语文、周三复习数学、周五复习物理）的效果更好。

另外一项研究考察了不同题型之间交替学习的效果。研究人员让两组学生分别完成数学题目，其中一组按照类别（比如同一种题型）集中练习，另外一组交替练习（不同的题型打乱完成）。在两种方式练习结束后立刻进行考试，结果发现第一组集中练习的学生正确率（89％）比第二组交替练习的正确率（60％）更高，这似乎和我们以往的经验非常一致。但是在一周之后再次进行的考试中，两组的表现发生了变化：第二组的正确率依然保持在60％左右，第一组则只有20％。[1] 也就是说，交替练习的方法，在初期也许进展缓慢，让人感到挫败，但对于记忆效果来说保持得更持久，也让遗忘的发生更为缓慢。

方法 6，睡眠

最后想要强调的是睡眠。

我们知道记忆的形成需要海马体对信息进行加工。那些最终转成长时记忆的信息，会先在海马体中存储2—3年。在这期间，海马体会重复将信息送到大脑皮层，每一次重复演练都会使大脑皮层的感受更深刻。在海马体细胞上所做的单细胞记录发现，海马体的重新再播放是在睡眠时发生的，它们似乎与大脑皮层细胞一直在对话，彼此之间一直在传送讯息，好像彼此在问答对话。[2] 这个互相传送信息的过程被脑科学家称为"固化"。固化让慢慢浮动的印象变成长时记忆，每一次的传送，都相当于把信息最原始的神经形态提取出来，这就像在玻璃或石头上刻字一样，刻的次数越多，刻痕

---

① 杨滢. 让孩子受益一生的大脑开发课[M]. 海口：海南出版社，2021：163.
② Rita Cater. 大脑的秘密档案[M]. 洪兰，译. 台北：远流出版事业股份有限公司，2011：270.

越深。当固化得足够深刻并一直深到大脑皮层的组织中时,就会变成永久性的刻痕。此时这个记忆就会在大脑皮层上占据位置,而海马体也就可以腾出空间去加工新的信息了。

因此脑科学家普遍认为,睡眠可以巩固我们的学习成果,甚至睡眠本身就是学习。家长、教师和儿童青少年或许都有这样的经历:一个卡住许久的困境或难题,在某次快要入睡时,或者半睡半醒间,忽然产生了解决问题的灵感。这是因为在放松的状态下,人脑能够调动更多的信息,甚至把一些分散的、看起没有关联的信息给联结起来,从而另辟蹊径地解决某个难题。最著名的例子可能就是发现了化学元素周期表的门捷列夫了。① 门捷列夫曾经告诉同事,他试图把所有元素整理成一个合理的排列方式,苦思冥想了好几个通宵,还是一无所获,直到他因为太过疲惫昏睡过去,却在梦里"看见"了一份表格,所有元素都各归其位,元素周期表就这样诞生了。

世界级睡眠专家阿维·萨德夫博士曾做了一项研究,②他把 77 名四年级和六年级学生分成两组,让他们自愿选择比平时早睡或晚睡半小时,一早一晚实际上两组之间就相差了一个小时的睡眠时间。实验进行了 3 天,第 4 天早上所有人接受一项能够预测成绩、并且评估注意力水平的神经功能测试。研究结果显示,不论是"早睡组"还是"晚睡组",由于生理发育的差异,六年级学生的表现都要优于四年级的学生,但令人震惊的是,早睡的四年级学生和晚睡的六年级学生之间,竟然没有显著的差异。也就是说,一名犯困的六年级学生的表现和四年级的学生几乎一样。可见,即使只是少睡一小时,都会对儿童青少年能更好地投入学习,产生极大的影响。

美国纽约大学的华人学者甘文标曾经在小鼠身上进行了实验,任务是让它们学习在一个旋转棒上站稳。③ 同样都是练习一个小时,其中一组小鼠练习之后可以睡 7 个小时,另外一组则不允许睡觉。随后研究人员利用双光子成像技术观察小鼠大脑的运动皮层,结果发现有睡眠的小鼠,大脑运动相关脑区形成了新的突触;而睡眠被剥夺的小鼠脑中几乎没有新突触产生。我们知道学习的过程就是刺激神经元之间建立联系,形成突触,突触的数量关系到神经网络的密接程度,也反映了学习能力的强弱。可以说,睡眠让小鼠具备了更强的学习能力。

---

① https://wenku.baidu.com/view/5d35e65253e79b89680203d8ce2f0066f433645f.

② 波·布朗森.阿什利·梅里曼.关键教养报告[M].夏婧,译.杭州:浙江人民出版社,2013:23—24.

③ Yang G, Lai CS, Cichon J, Ma L, Li W, Gan WB. Sleep promotes branch-specific formation of dendritic spines after learning [J]. Science. 2014,doi:10.1126/science.1249098.

在人类身上，睡眠对学习的影响也得到了印证。2007年，哈佛大学主导了一项实验，内容是通过一个"彩蛋游戏"来检测学生辨别"嵌套层级"的能力。① 研究员先让学生在电脑屏幕上学习一些图案不一样的彩蛋，这些彩蛋有的是水纹图案的，有的是珊瑚图案的，屏幕上每次只显示一对彩蛋以及这两个彩蛋的层级关系，比如水纹彩蛋高于珊瑚彩蛋，珊瑚彩蛋高于羽毛彩蛋。最后，这些学生要给所有的彩蛋做一个层级排序。参与实验的学生被分成两组，一组晚上学习，睡过一觉第二天早上考试，被称为"睡组"；另一组学生早上学习，晚上考试，被称为"醒组"。相信你已经能够猜测到实验的结果："睡组"对复杂层级关系辨识的正确率高达93%，"醒组"只有69%。这样的差异还保持到了24小时之后，当两个小组再次分别进行测试时，"睡组"的正确率还是比"醒组"要高出35%。

那么，睡和不睡，为什么会对学习的效果产生差距这么大的影响？我们需要先了解一下睡眠的不同阶段。20世纪50年代，芝加哥大学的研究生尤金·阿瑟林斯基以自己的儿子为研究对象，通过脑电图扫描器来监测睡眠时的脑电波情况。② 结果却意外发现，儿子刚进入睡眠状态的时候，扫描器上的波纹会慢慢平静下来（这个阶段后来被称为"慢波睡眠"）。但是两三个小时之后，随着儿子的眼皮开始晃动，仪器上的波纹也开始剧烈地起伏，活跃程度甚至和醒着的时候不相上下（这个阶段被称为"快波睡眠"）。

阿瑟林斯基的导师正是现代睡眠之父克莱特曼教授，于是他和阿瑟林斯基一起找了20个成年人做类似的睡眠监测实验。研究表明，人在睡觉的时候大脑皮层还在活动，而且眼皮晃动的这个阶段，大脑皮层的活动跟醒着的时候一样剧烈，克莱特曼和阿瑟林斯基以一个科学化的术语来表述这个阶段，称之为睡眠中的快速眼动睡眠阶段（rapid eye movement，REM），做梦这种生理现象一般就发生在"快速眼动睡眠阶段"，而且很可能就是某个特定层次的大脑皮层活动。有关睡眠的研究提出，在"快速眼动睡眠阶段"，脑中的记忆图景似乎被拓宽了，所以能"看到"更完整的景象，也就是说人脑在这个阶段会做很多信息整理工作，深化和巩固我们醒着的时候学到的技艺，换句话说，睡觉本身就是学习。可见睡一夜好觉对儿童青少年来说是多么重要！白天学习得越多，晚上就越需要好好睡觉来巩固记忆。

---

① 本尼迪克特·凯里. 如何学习[M]. 玉冰，译. 杭州：浙江人民出版社，2017：241—243.
② 本尼迪克特·凯里. 如何学习[M]. 玉冰，译. 杭州：浙江人民出版社，2017：236—238.

04

压力究竟是好是坏

本章开始案例中的小林,在重要考试前感到压力很大,在我们的日常生活、学习和工作中,也经常会感到"压力山大"。那么,压力究竟是什么呢?

简单来说,压力就是我们自己在乎的东西发生危险(或者存在潜在危险)时引起的反应。这个定义涵盖的范围很广,既包括一切我们不想要的体验,比如备考复习的阶段,过重的作业量让人特别疲惫,甚至影响了正常的休息,威胁到自身健康;也包括任何可能出错的事情,比如考试失利可能会影响升学。也就是说,压力跟我们在乎的事情有关,一旦我们在乎的事情受到威胁,我们就会感到压力。升入理想的学校关系到未来的发展,这是小林特别在乎的,所以她才会有压力巨大时的种种表现。

有关压力的研究

随着脑科学的发展,我们得以对压力状态下,身体如何做出反应有所了解:当人的感觉系统检测到压力时,下丘脑会立刻产生反应,并向肾上腺发送信号,肾上腺立即向血液里输送肾上腺素,启动应激反应。可以想象在远古时代,我们的祖先在面临猛兽的威胁时,在急性应激反应的驱动下,他们会快速做出行动:或者选择殊死一搏,或者认为绝无战胜的可能,于是选择尽快逃避危险。正因为如此,压力之下的应激反应也被称作"战斗或逃跑"反应。

然而回顾对于压力的研究,最初却并不是以人为研究对象,而是以动物为研究对象开始的。具体来说,心理学对压力的研究起源于匈牙利内分泌学家汉斯·塞利的意外发现。① 他希望通过这个实验来研究荷尔蒙的作用,于是往小白鼠身上注射了提取自奶牛卵巢的荷尔蒙。结果小白鼠出人意料地染上了出血性溃疡,免疫系统的所有器官都缩小了。塞利想要确认这是否是荷尔蒙惹的祸,于是试着给小白鼠注射其他物质,结果小白鼠们也出现了同样的症状。最后,塞利灵光一闪,得出了结论:小白鼠出现症状不是因为被注射了东西,而是因为注射这件事本身。当然,塞利还发现,不仅是被注射之后,小白鼠在有任何不舒服的体验后,都会出现同样的症状。这些不舒服的体验包括将小白鼠暴露在极热或极冷的环境里,或者强制其运动不准休息,又或者用噪声不停骚扰,甚至抽取小白鼠的脊髓。当遭受这样一些不舒服的体验之后,一般来说在 48 小时内,小白鼠就会出现肌肉紧张、消化道溃疡以及免疫系统失灵这些症状。

有关压力的研究,也就这样诞生了。塞利用"压力"这个词指代他对小白鼠做的事情,也指代小白鼠对这些不舒服体验的反应。塞利认为这个研究结论同样可以推演到人类身上,所谓压力就是身体对施加在身体上的任何行为的反应,并且这些压力会显著地危害人体健康。

20 世纪 60 年代,著名心理学家、积极心理学之父马丁·塞利格曼同样通过实验,证实了长期压力的影响。② 在美国宾州大学的心理学实验室,塞利格曼把一只小狗放到特制的箱子里,并且给它电击。电流的强度不至于伤害小狗,但会让它非常难受。小狗蹦跳乱窜,很快发现当它的鼻子撞到箱壁的一块板时,电击就会停止。几天之内的实验多次开启电击,小狗很快就学会了用鼻子去推那块板,也就相当于建立了巴甫洛夫的条件反射。

又过了几天,塞利格曼把小狗带到另一个大箱子中,这个箱子叫作往返箱,分为两部分,中间用一个矮闸隔开,一边有电,另一边没有。小狗在进入大箱子有电的一边后,几秒钟就发现可以跳过矮闸,到另一边逃避电击。实验到目前为止,没有什么特别的,小狗的反应都是可以预测的。

之后塞利格曼又带了一只小狗,放到和第一次一样有电击的小箱子里。但这次没有可以关掉电源的板了,小狗被拴在一根通上电流的铁链上,不分日夜被电流刺激,小狗因为疼痛大声哀号,拼命拉扯铁链,但无论做什么都无法让电击停止。随着时间的流逝,小狗逐渐放弃了反抗。因为电击对它来说似乎永远都不会停止了,电击带来的疼痛也永远不会停止,自己已经无路可逃。几天后,塞利格曼把这只小狗也带到那个

---

① 凯利·麦格尼格尔. 自控力——和压力做朋友[M]. 王鹏程,译. 北京:北京联合出版公司,2016:54—55.
② 马丁·塞利格曼. 活出最乐观的自己[M]. 洪兰,译. 沈阳:万卷出版公司,2010:20—22.

往返箱中,虽然矮闸很容易跳过去,但是呆在有电击一侧的小狗没有跳。它平静无奈地趴在这一边,忍受着电击,根本不想尝试跳过去看看另一边是什么样子,因为它不相信自己还有别的选择。

塞利格曼用"习得性无助"(learned helplessness)来描述小狗的行为。当认为惩罚或糟糕的结果会不可避免地发生时,这种认知上的崩溃深深加剧了无助感。可见严重的、长期的压力是相当可怕的,它会引起行为上的巨大变化,并且阻止新的学习和行为的产生。

压力的消极影响

的确是这样,有很多研究提出长期、慢性压力的确会给我们的身心带来消极影响:慢性的、持续性的应激损伤我们的情绪、学习能力,也会对我们的身体健康造成影响。[①]

情绪方面。长期压力一个最坏的影响,是将人引向抑郁的边缘,然后再将其完全推向抑郁,这种病和糖尿病一样普遍,但更具致命性。在长期压力下,抑郁患者会认为,生活中的冲击是永久性的,事情永远不会变好,从而丧失对生活的信心。

学习方面。过大的压力会影响到学习,比如面对压力时,儿童青少年在数学学习方面的表现会受到影响,还可能出现语言理解和表达的效率不高、记忆力下降、无法集中精力、进入新环境(入园、入学、升学等阶段)难以适应等情况。

健康方面。持续处于压力状态下,人体内的肾上腺素会大量增加,这会影响对血压的调节。而那些没有经过调节的血压,又很容易在血管壁上留下粗糙的斑点。这些斑点越积越多,会逐渐连成片,形成一块一块疤痕。当血液流经这些区域的时候,疤痕会使血液中的黏性物质在它上面堆积,最后造成动脉堵塞。如果心脏血管发生阻塞,会导致心脏病发作;如果大脑血管阻塞则会引起中风。也就是说,长期处于慢性应激下的个体罹患中风或心脏病的风险会更高。

此外,慢性长期的压力状态还影响到个体的免疫力。长期处于慢性应激下的人更容易生病,甚至经常生病,患感冒的风险是常人的三倍。虽然在急性应激状态下,体内的白细胞会帮助我们做出更积极的反应,比如我们前面提到人类祖先在面临猛兽袭击

---

① 约翰·梅迪纳. 让大脑自由[M]. 杨光,冯立岩,译. 杭州:浙江人民出版社,2015:153—157.

时的战逃反应。但慢性应激状态下的压力却会杀死人体内的白细胞,破坏免疫系统,影响抗体产生,从而削弱人体抗感染的能力。慢性应激状态甚至还会哄骗个体的免疫系统胡乱攻击,这就使得长期紧张或处于压力下的人更容易患自身免疫性疾病,比如哮喘或糖尿病。

那么,压力是否完全是不好的呢?随着更多关于压力的研究的开展,我们逐渐意识到,关于压力的影响,不能一概而论。

一方面,以上提到的消极影响,大多来自长期的、慢性的、始终得不到调节的压力所带来的影响。那些短期的、能够找到办法化解的压力,不但不是坏事,在某些时候还是必要的。比如从进化的角度讲,人类面对压力产生应激反应是必备的能力,如果没有这种应激反应,我们的祖先在面对生命危险时不知道逃跑,他们就会死掉。可以说,压力让我们做出的应激反应,实际上帮助人类实现了生存和进化的目的。再比如从儿童青少年学习的角度来看,因为想要有更好的学业表现,即便是面对作业的压力,很多儿童青少年也依然愿意付出努力。正所谓,有压力才有动力。

另一方面,不管是塞利的小白鼠,还是塞利格曼的小狗,它们在实验室里所经历的压力,和我们以及儿童青少年在生活和学习中所经受的压力,是有所不同的。实验室里的动物,不仅仅会被注射各种药物,接受电击,它们还时不时地需要在有限的圈养空间中,你死我活地争夺有限的食物,在水桶中不停游泳以免被淹死等等。这些显然不仅是压力的概念,而是在绝境中的生存考验。因此,把建立在动物实验基础上的压力研究结论,不加区分地直接迁移到人类身上,看起来似乎很有道理,实际上却存在一些漏洞。

当然,那些认为压力有害健康和认知发展的结论,也并不是错的,特别是很多压力的负面影响,我们在现实生活中的确有类似的经历。但如果仔细去比对,就会发现,对身心健康产生恶劣影响的,往往还是那些长期的、慢性的以及始终得不到调节的压力。这也就提醒我们,不管是成年人,还是儿童青少年,都要避免承受长期持续性的压力,在面对困境的时候,需要积极主动地寻找解决方法以化解压力。

改变压力有害的观念

我们已经了解到,虽然压力在很多时候是一种负面的体验,但却不只有负面作用。家长和教师应该引导儿童青少年把压力看作一个中性词,明白虽然压力事件会带来种种消极情绪体验，但这并不意味着个人的失败，它们只是一些常见的情绪体验。虽然在压力状态下情绪、身心健康都会受到威胁，会感到无力和压抑，但这些其实都是人脑在遭遇压力后的自动反应——人脑通过激发负面情绪，鼓励我们记住已经发生的事情，汲取教训，从而帮助我们应对未来的压力。

另外，考虑到压力经常和一个人在乎的事情有关，一旦在乎的事情受到威胁，就会感到压力。从这个角度看，对于每个人来说，在生活中一定都有自己在乎的事情。这样我们就更加能够理解，压力只是一种十分正常的情绪反应，没必要为压力感到过度的焦虑或恐慌。

因此，家长和教师要引导儿童青少年重新看待压力。这一点非常关键，大量的心理学研究告诉我们：损害我们心理和生理健康的，不是压力本身，而是不加区分地认为"压力有害"的这种观念。心理学上有一个概念叫作创伤后成长（post traumatic growth，PTG），指的就是当一个人在经历精神上的苦痛之后，积极调整，勇于挑战，在应对压力的过程中获得了心理上的成长。①

依然是小白鼠的实验，但这次不是虐待。研究人员向小白鼠直接注射压力激素，发现随着压力激素的剂量增加，老鼠在记忆方面的表现先是提高，之后便随着剂量的继续增加而下降。② 对于我们人类也是一样，适度压力会起到类似的积极作用——能够帮助我们提高完成任务的效率；而压力过大则会适得其反，严重影响我们的学习和工作效果。这其实反映了著名的耶克斯-多德森定律（图

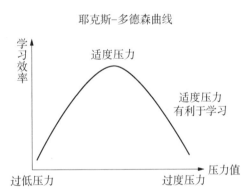

图 3-4　耶克斯-多德森定律

3-4），压力和学习效率呈现的是一种倒 U 型曲线关系：完全没有压力，儿童青少年也会感觉空虚和厌倦，缺乏动力；但是，压力过大带来的威胁感，也会对他们产生不利的影响。因此，家长和教师需要帮助儿童青少年认识到，化解和应对压力的关键，在于转变看待压力的观念，意识到适度压力和有害压力之间的差别。

———————————————

① 凯利·麦格尼格尔. 自控力——和压力做朋友[M]. 王鹏程，译. 北京：北京联合出版公司，2016：205—206.

② TED演讲：如何引导孩子有效学习. https://video. weibo. com/show? fid=1034:4451645845602317.

我们通过一个研究作进一步的解释。前面提到压力过大,会影响儿童青少年对新环境的适应能力。的确如此,很多入学新生都会因为不熟悉、缺乏归属感而出现严重的焦虑情绪,这份焦虑感得不到缓解就有可能转变成持续存在的压力,从而成为一个无声的安全隐患。斯坦福大学的心理学家格雷格·沃顿和他的研究团队,就从改变观念的角度出发,对常春藤盟校的新生进行了干预,以帮助他们缓解压力、更好地度过开学适应期。① 具体的做法是让这些新生阅读一份调查报告,报告的内容并不复杂,只是告诉学生在新环境中每个人都面临归属感的挑战,会有压力,但挑战和压力都会随着时间推移而减弱;即使当下的环境让人觉得困难,只要能够勇敢面对,就可以帮助自己在实践中获得成长,更好地融入环境;经受过这份压力考验的学生,未来的环境适应能力也会大大提升等等。在读过这份报告后,研究人员还请学生写了一篇短文,来记录自己的校园生活和当前的想法,然后再邀请他们给下一届新生留下一条建议。

读一篇报告,写一篇短文,留一条建议,这就是整个干预的过程。沃顿的研究团队跟踪了干预对非洲裔学生的影响,因为这个群体通常最缺乏归属感。干预结果出乎意料地好,参与研究的学生在接下来的三年里,无论是学业表现、健康程度还是幸福感等方面,都有了大幅提升。到毕业时,他们的学习成绩远远高于那些没参与项目的非洲裔美国学生。

然而,这项研究最令人称奇的地方还不止于此。对被干预学生的追踪调查显示,在他们毕业时,虽然有79%的学生记得参加过干预,但只有8%的人还记得当年干预的内容是什么。也就是绝大部分学生都不记得那篇报告的内容,以及自己写了什么反思和建议。但这项干预的奇妙之处也正在于此:虽然他们忘记了干预的过程,但干预却对他们的行为产生了普遍的、潜移默化的影响。也就是说,虽然他们忘记了干预措施,但是内化了干预过程中的信息,新的观念已经成为他们认知结构的一部分。这也正是转变看待压力这个做法,能够为个体赋能的地方。一旦我们的大脑接触并接受了看待压力的正向思维模式,就不需要在这方面持续投入了,观念的转变会推动行动的自动化形成。具体来说,观念的改变引发了行动的改变,而随着时间的积累,大量的行动就可以引发生活中持久的变化。

观念时刻都在左右我们的思考、感受和行动,一旦思维模式发生改变,它便会改变我们对大多数事情的看法,它对生活的影响就像滚雪球一样,越来越大。对于儿童青

---

① 凯利·麦格尼格尔. 自控力——和压力做朋友[M]. 王鹏程,译. 北京:北京联合出版公司,2016:36—39.

少年来说,如果他们认为压力是不好的、有害的,在现实生活中就更可能通过逃避来应对压力。而当他们愿意相信压力也有积极意义时,也就更愿意积极主动地应对压力,比如他们更愿意接受作业多、考试难的事实,但同时也会更加积极地复习备考、制定计划、主动寻求帮助或建议,通过采取切实有效的行动和措施来降低或改变压力源的负面影响。

05

影响学业的压力源

从人类脑的功能来看,第一要务是确保生存,其次是满足情感的需要,再次才是认知学习。我们知道,儿童青少年的脑正处于快速发育的阶段,压力过大所产生的应激激素会影响其注意力、记忆力和情绪掌控能力的发展。从脑科学的角度来说,持续的高压之所以会成为学习的障碍,是因为高压的信号传递到脑后,"战斗或逃跑"反应的迅速启动,会减少流向前额皮层的血量,而前额皮层是主管判断和决策的中心。于是在高压之下,一个人很可能举止失常或者语无伦次,因为在这些时刻,个体的反应往往不是逻辑导向而是情绪导向的产物。因此,虽然在学习上的某些压力可以作为激励儿童青少年学习的动力,但高压必须降至合适的程度,脑才可能进行认知学习。引导儿童青少年正确看待压力并掌握调节压力的技能,对于帮助他们更好地适应现代快节奏生活,具有长远的意义。

那么儿童青少年通常会面临哪些压力呢?很多时候我们对这一点并不了解。一方面是因为成年人对于压力事件的感受和儿童青少年有所不同;另一方面,即便是同样的压力事件,对于不同的儿童青少年来说,感受也会有所不同。从某种程度上来看,压力和个人的主观感受有关,需要个别化地加以辨别。但如果同时出现以下三种表现,①通常就是处于较大压力之中了:

第一,压力事件引发了个体能为外界所察觉的生理反应,包括异常烦躁、心跳加快、胃疼出汗、尖叫哭闹等。比如本章开始案例中的小林,想到即将到来的考试,她会

---

① 约翰·梅迪纳. 让大脑自由[M]. 杨光,冯立岩,译. 杭州:浙江人民出版社,2015:150.

感到心跳加快,甚至在考场上大脑一片空白。另外,有的学生在考试前或考试过程中,会频繁地想上厕所,这同样是压力过大引起的生理反应。

第二,压力源对于个体而言容易引发消极的情绪体验。比如想到考试,会担心、害怕,甚至产生厌恶的情绪。尽管小林一直学习非常努力,尽管这些考试内容她感觉都非常熟悉,但在考场上过大的消极情绪让她觉得自己肯定会不及格的。

第三,个体对于压力源有无法控制的无助感。如果有办法逃离,在这种压力状态下个体会希望远离压力源,但通常自己又无力做到。比如近期的作业任务繁重,虽然感觉难以完成,但又不得不尽力完成,感觉很无力。

以上所列举的例子,大多和学习、作业、考试有关。但实际上,儿童青少年还面临多方面的压力源,这些压力源也会影响到他们的学业。比如他人期待带来的压力,特别是家长和教师过高的期待,常常让儿童青少年感觉到压力;比如人际关系带来的压力,在学校中没有好朋友,或者不被同伴接纳,都会加重儿童青少年的压力感,此外师生关系、亲子关系以及青春期阶段的异性关系,都可能成为压力的来源;再比如外形带来的压力,特别是青春期阶段,青少年可能因为青春痘、肥胖等外貌原因而产生体相烦恼,这个方面男生和女生会有所差异:通常早熟的女生会因为身体发育过快而感到不安,晚熟的男生则可能会因为身材瘦小承受着一定的压力。此外,过高的课堂要求也会让部分儿童青少年感觉"压力山大",比如有学生表示数学老师提问时,自己的压力就会特别大,因为数学对于她而言比较困难,所以当老师讲课的时候,她经常一个字也听不进去,总是在担心下一个被提问的就是自己。

除了和学校学习、社交有关的这些压力,实际上儿童青少年还承受着来自家庭的压力。在学校心理咨询工作中,我们发现很多看似和学习有关的问题,比如多动、冲动、厌学、拒学等,在某些程度上都和家庭中的问题密切相关。儿童青少年的症状通常具有功能性意义,他们无法安心投入到学习中,往往是因为家庭的种种问题让他们感到不安,或者他们希望通过自己的问题行为,来转移其他家庭成员之间的矛盾。

父母的争吵往往会给儿童青少年传递压力。有研究表明,仅仅六个月大的婴儿都会对成年人的争吵产生生理上的反应,表现出心跳加快、血压升高、尿液中应激激素含量增高等症状。各个年龄段的儿童青少年在面对父母的争吵时,也都会有情绪上的不安:一方面,当他们无法安抚自己,无法化解这份压力的时候,就没有办法把注意力集中在学习上;另一方面他们和父母之间天然的情感连接,使得他们很渴望帮助父母解决问题,但事实上他们又无力做到。这种失控感也会影响到他们生活的方方面面,比如对于自己的学习，他们也会感到自己难以产生掌控感。

　　研究发现高焦虑家庭、离异家庭和父母冲突严重的家庭中，儿童青少年的学习成绩容易受到更大的影响。对于这些儿童青少年来说，来自家庭持续性的压力首先会影响到他们的记忆力、注意力、理解能力等学习所需要的能力；其次长期压抑或冲突的家庭氛围也会带来消极的情绪体验，而他们又难以有效地调节这些情绪；再者，压力过大会导致健康状况的恶化，如免疫力低下，不仅更容易患感冒等疾病，也更容易引发抑郁、焦虑等精神障碍。当身体、情绪和学习方面纷纷出现困难，又无力应对时，他们为了找到喘息的空间，就很可能在行为方面出现问题，比如因生病缺课、因逃避旷课，甚至沉迷手机或网络游戏等等。最后，这些行为问题又会进一步增大他们所面临的压力，继而形成恶性循环。

06

压力如何影响记忆

本章案例中的小林，平时能够认真投入学习，作业和随堂测验都能够很好地完成，说明小林对知识掌握得不错，这些知识也在脑中形成了稳定的记忆。但正如她所苦恼的，为什么在特别重要的考试中，这些记忆就像被偷走了一样，看着题目但大脑却一片空白呢？压力状态下，脑中和学习有关的脑区究竟发生了什么？在回答这个问题之前，我们先来了解一下脑中与记忆有关的脑机制。

首先，我们需要回顾一下记忆是如何形成的。简单来说，记性的形成包括三个阶段：第一个阶段，儿童青少年通过视觉、听觉等感官，从书本上或者教师的讲授中，获取新知识；第二个阶段，这些知识被运输到人脑的某些脑区（如海马体）进行加工，并存储起来；第三个阶段，当我们需要时（如回答问题、完成作业、参加考试等），就在脑中搜索相应的记忆来完成任务，也就是提取知识。

打个比方，这就像我们通过辛勤的劳动，换取了报酬，存储到银行，并且在需要的时候把钱取出来。如果儿童青少年平时练习和写作业时都没有问题，只在重要考试时，会因为压力太大，出现"大脑一片空白"的情况，很可能不是因为他们没有好好劳动（获取知识），也不是因为他们没有把钱存进银行（存储知识），只是在需要取钱的时候，由于情形紧张或过分着急，于是把密码忘了。

要想知道在考场上，巨大的压力对小林的记忆产生了怎样的影响，我们还需要再把几个"重要角色"的关系做个梳理。这几个角色分别是"压力""杏仁核""海马体"和"前额叶"，我们可以把它们想象成具有各自特殊功能的人物，并且都对"记忆"有着重要的影响。

对小林来说,一号角色"压力"通常伴随着学习内容、学习难度、考试时间临近等因素产生,它的特殊技能是释放压力激素;二号角色"杏仁核"是人脑中和强烈情绪体验有关的脑区,它的特点是反应迅速;三号角色"海马体",是人脑中负责记忆的关键结构,能够确保我们学到的知识存储到大脑,并随时按需提取,它的特点是全年无休,7×24 小时在线工作;四号角色"大脑前额叶",是人脑的指挥中心,负责发号施令,特点是擅长逻辑推理。

这四个角色对于小林的"记忆"来说,都非常重要,而且它们彼此之间也有着千丝万缕的联系。首先是"压力"和"记忆",如果用一个词来形容二者的关系,那应该就是"相爱相杀"了。前面提到过的耶克斯-多德森定律告诉我们,适度压力会起到的积极作用,能够帮助儿童青少年更好地学习知识,促进记忆的形成;而压力过大则会适得其反,严重影响儿童青少年的学习表现。在日常学习中,适度的压力给了小林恰当的内在驱动力,让她可以投入听课、专心完成练习和随堂测试。但在重要考试中,特别是被某一道题目暂时卡住的时候,大脑中对于考试失败的各种灾难性想法,过度的压力就会影响小林的正常发挥。那么,为什么压力程度不同,会产生如此背道而驰的效果呢?

这就涉及人脑中另外两个重要"人物","杏仁核"和"海马体"了。当压力适度时,脑中压力激素的水平也比较平稳。而一旦压力过大,杏仁核产生了被威胁的情绪体验,就会迅速反应。因此,随着考试日期的临近,当小林感受到压力持续增加的时候,杏仁核就会迅速启动威胁应对程序:要求海马体更加努力工作,迅速加工好这些压力情景下的记忆,并做好运输、存储和安保工作,以确保记忆得到巩固。然而,如果这份压力继续增加并且得不到调节,那么持续分泌的压力激素,就会对海马体造成不小的伤害,包括直接杀死海马体上的神经元或者阻止海马体上新生神经元的生长。可以想象,重要考试时,小林的海马体在压力激素的影响下很可能受到重创,"罢工"的海马体无法提取已有的记忆,相应地,小林在考场上就会出现"大脑一片空白"的情况。当然,如果海马体无法正常发挥作用,还会直接影响新记忆的形成,这种情况下我们会听到儿童青少年抱怨"最近压力好大,很多知识怎么学都记不住。"

到这里,我们已经很心疼被累垮、被伤害的"海马体"了,但还有四号主角"大脑前额叶",作为指挥中心,它的作用和地位绝对不容小觑。我们知道前额叶是人类进化的高级皮层,控制着思考、注意和推理这些高级认知功能。在面对过大的压力时,个体会本能地产生"战斗或逃跑"反应,而且此时人脑中杏仁核的快速反应,还会瞬间减少和抑制前额叶的活动。这是因为面对压力的威胁,杏仁核通常遵循"走为上策"的逃跑反应，而前额叶则遵循"细思慢琢"的推理反应，很显然，杏仁核在速度上完全占据上风。然而，作为"指挥中心"的前额叶依然不甘落败，于是当小林在考场上"大脑一片空白"的时候，前额叶可能会不断尝试回忆，希望努力攻克眼前卡住自己的这道难题。但它的这份努力，会产生进一步的压力，压力又会分泌更多的压力激素，从而形成恶性循环。于是，海马体不但没有机会回血，反而增加了一万点伤害，这让小林在考场上提取记忆、解决难题的几率变得更小了。

家长和教师需要经常提醒儿童青少年，在考试中遇到难题时，不要过于纠结，可以先跳过去，完成简单的题目。在确保大部分题目完成并积累了一定自信心之后，再回过头尝试解决难题，这实际上就是在帮助儿童青少年的"海马体"不被难题引发的压力感过度影响。

梳理了脑中这些重要角色之间的关系，也就找到了解决问题的关键：一方面，儿童青少年要掌握提升记忆、提高效果的学习方法，从而最高效地发挥海马体的作用；另一方面，他们也需要学着在重要时刻保持镇定和冷静，从而避免海马体受压力激素、杏仁核和前额叶的多重影响而"罢工"。

07

情绪对记忆的影响

案例：不喜欢老师+不爱写作业

最近，小森的数学成绩下降得厉害。妈妈几番追问之后，才知道和这学期新换的数学老师有关。新的数学老师要求比较严格，小森一时难以适应。于是逐渐在数学课上不听老师讲课，有时做自己的事情，有时走神发呆，作业也经常应付了事。上周的模拟考试，小森的数学考得很不理想，他觉得：都是因为换了数学老师，自己的成绩才下降这么多的。

小森妈妈一时不知该怎么办。这段时间她也非常迷茫，感觉孩子进入初中后，越来越不愿意沟通了。以前小森还是很听话的，写作业很积极，完成得也很好。但现在看到他有做得不对的地方，提出来希望他能改正，结果小森不但不听，还经常发脾气。现在不光作业拖拖拉拉，成绩也明显下降了。小森妈妈自己的情绪也经常被激起来，于是爆发母子冲突，她很困惑，该怎么教育孩子才好呢？

在回答案例中的问题之前，我们不得不再次强调"海马体"和"杏仁核"之间的关系（图3-5，另见彩插）。我们知道海马体有助于巩固所学习的知识，能够将短时记忆中的信息，通过电信号转换成长时记忆中的信息，这个过程可能需要花费数日甚至数月才能完成。杏仁核和情绪有关，可以调节个体对所处环境的反应，从而使个体作出事关生存的抉择，如攻击、逃避、觅食等。

如同小森妈妈的期待，家长和教师都希望儿童青少年能够牢记学过的知识，但脑科学却告诉我们，主管长时记忆的结构体（海马体）竟然坐落在脑中的情绪区域（边缘

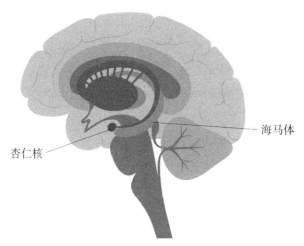

图 3-5　海马体和杏仁核

系统)中。从脑结构上看,海马体和杏仁核在空间上邻近;从脑功能上看,两者之间也相互影响。结合我们的生活经验不难发现,每当我们回忆起往事的时候,也常常会回忆起与之相伴的某种情绪,比如收到录取通知书那天的喜悦,比如在竞赛中失利的沮丧等等。杏仁核与海马体之间的相互影响,使得那些容易让人记忆深刻、念念不忘的经历,通常都是伴随着强烈情绪又令人百感交集的人生大事。

让我们从儿童青少年学习的角度来看看情绪与学习以及记忆之间的关系:当学习某个新知识时,如果伴随着愉快的情绪体验,儿童青少年的脑中,就会形成这种知识和愉快情绪之间的积极联系。在下一次学习类似的知识或者遇到相似的情景时,杏仁核就会记起这种愉快的感觉,帮助儿童青少年的脑开启智慧之门,促进相关内容的学习,形成积极正向的循环。这也就是为什么我们常常说,兴趣是最好的老师。当儿童青少年在学习的过程中充满乐趣、感到愉悦、好奇心得到充分满足的时候,他们的脑就会做出更加积极的反应。于是,我们会看到低年级的儿童,可能仅仅因为喜欢一位老师,而喜欢上一门学科;我们也会看到高年级的青少年,在自己喜欢的科技或生物领域,乐此不疲地反复实验。其实,这都是积极情绪在发挥作用。

当然,杏仁核也会记住消极的情绪信息。如果儿童青少年在学习的过程中总是伴随着紧张、害怕甚至厌恶的情绪,当类似的概念、信息或场景再次出现的时候,脑就会激发不情愿、犹豫的情绪。比如很多儿童从小学习弹钢琴,练琴的过程需要付出艰辛的努力,如果激励不当,练习时总是伴随着强迫和指责,往往这些孩子即使通过了钢琴考级,但在那之后,却恨不得永远不再触碰钢琴。再比如很多孩子完成作业的时候遇到困难,也许在家长看来只是十分简单的问题,但孩子却要反反复复地修改,这样一来家长的情绪也往往会变得焦躁不安,一场激烈的亲子冲突也就不可避免地发生了。了解了杏仁核和海马体之间的相互影响,就可以提醒我们尽量避免这种情况的发生,因为情绪失控和强烈冲突所带来的消极情绪体验,在未来儿童青少年学习那门功课、完成相应作业时,很可能会再次被激发出来,影响他们后续的学习效果。

可见,感到愉快时,儿童青少年才能学得更多、学得更好,积极的情绪会促进学习的发生。当儿童青少年处于愉悦、轻松的情绪中,他们就能更好地集中注意力,记住需要学习的内容;反之,当他们处于紧张或烦躁的情绪中时,就很难专注于学习或回忆之前记住的内容了。

因此,无论是家长还是教师,一个好的养育者或者教育者,都应该能够解决好儿童青少年的情绪问题,建立起和他们之间融洽的关系。对于家长来说,与其抱怨"孩子不懂事",总是比不过"别人家的孩子",不如从营造安全温暖的家庭氛围和和谐的亲子关系开始,让孩子可以安心放心地专注在自己的成长中。同样,对于教师来说,与其把自己当作一个教书的人,不如把自己看成调节课堂氛围的人,如果课堂的氛围是温馨可人的,师生关系是融洽和谐的,那么就会提高积极学习的发生率。

营造良好的亲子关系

家长理解儿童青少年的身心发展规律,能够有效促进亲子关系改善。比如青春期阶段的青少年,在认知发展上有了进一步的提升,具备了一定的逻辑思维和思辨能力。在这个阶段,他们会常常质疑父母或其他权威,反驳家长的观点。此外,青春期阶段面临的各方面压力和自我意识的萌发,让青少年的情绪波动较为剧烈,行为表现上较为叛逆,更容易与成年人发生代际冲突。

研究表明,中学阶段亲子冲突发生的频率和强度呈"倒 U 型"发展趋势。[1] 亲子冲突在青春期早期呈上升趋势,在青春期中期保持较高水平,在后期则开始减少。女生在 12 岁左右和父母产生更多的争执,男生则在 15 岁左右表现得更加叛逆。

青少年希望在与家长的相处中争取自主权,会极力摆脱父母的控制,但同时又渴望得到家长的尊重。我们会发现,中学阶段的青少年与家长之间逐渐较少出现拥抱、

---

[1] 边玉芳. 读懂孩子(12—18 岁)[M]. 北京:北京师范大学出版社,2015:49.

抚摸等身体接触，取而代之的是言语等思想上的沟通和交流。他们有了自己的世界，需要和其他人（比如同伴、老师）进行交往，于是对家长的依赖性会逐渐降低。

青少年对家长的依赖性降低，并不是说青少年与父母的依恋关系不重要，与父母的情感依恋能够给予青少年内在信心和情感支持，对他们的发展和适应仍然有重大意义。要知道，依恋并不等同于依赖。依恋更偏重于一种情感上的联系，好的依恋关系可以成为儿童青少年内部精神力量的源泉；而依赖则是一种思想或行为的依靠，是自主和自立的缺失，容易使儿童青少年丧失独立生活的能力和精神，缺乏责任感。所以在亲子关系中，家长需要让儿童青少年依恋，而不要依赖。

认识到青春期的这些特点，有助于家长调整家庭教养方式，选择适当的方式和孩子进行沟通，从而改善亲子关系。不同的家庭教养方式对儿童青少年的发展影响不同。这里的家庭教养方式，具体是指在家庭生活中，父母在对子女进行抚养教育的过程中，对待孩子相对稳定的行为模式和行为倾向，包括父母传达给子女的态度和由父母的行为所表达出的情感气氛等。

心理学家戴安娜·鲍蒙瑞德根据"控制"和"温暖"两个维度，提出四种父母养育孩子的方式，分别是权威型教养方式、专制型教养方式、放纵型教养方式、溺爱型教养方式（图3-6）。[1] 所谓控制，指的是父母对子女行为的影响程度，控制的一个极端表现是要求儿童青少年在所有方面都听从父母的命令，遵守父母指定的要求；另一个极端表现是父母几乎不设规矩，儿童青少年即使违反了规矩也不需要承担任何后果。温暖则反映了父母关爱和支持的程度，它的对立面是忽视和冷漠。

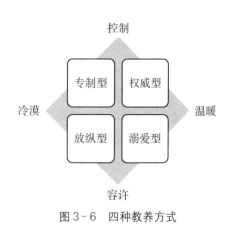

图3-6 四种教养方式

研究发现，放纵型、溺爱型的教养方式会使得儿童青少年以自我为中心，忽视规则，为所欲为，容易迷失成长方向。但过分严厉的专制型教养方式，则可能使儿童青少年出现退缩或叛逆心理，家长过多的限制和约束，会导致儿童青少年抵触情绪和不良行为的增加，从而破坏亲子关系。

---

[1] 边玉芳. 读懂孩子(12—18岁)[M]. 北京：北京师范大学出版社，2015：43.

民主而权威型的教养方式,可以给儿童青少年的发展预留更多安全的空间,促进他们个性和社会性的良好发展。采用民主而权威型教养方式的家长会坚持重要的规则、标准和价值观,同时鼓励儿童青少年自主完善发展。持有这种交流态度的家长,更愿意倾听儿童青少年的想法,并和他们一起商讨问题;会对孩子的行为进行适当的控制,也会鼓励孩子在挫折中吸取教训,学着承担后果。因此,民主而权威型的教养方式能够对儿童青少年自我意识的发展起到积极的支持作用,从而改善青春期亲子关系,这就需要家长尽量做到以下几点。

第一,转变角色,做孩子成长的陪伴者。随着孩子年龄的增长,家长需要进行角色转变,从处于控制地位的教育者变为处于辅助地位的陪伴者,慢慢放手对他们的控制,不强迫他们按照自己的设计和期望成长。青春期阶段要更加以青少年为主,相信他们有自我成长的能力,用放松的态度陪伴孩子成长。

第二,信任孩子,给孩子作决策的机会。随着孩子年龄的增长,自我意识的发展使得他们渴望探索,此时家长应该给予他们一些信任,让他们去犯错,去走弯路,只要不是原则性的错误,就放手让他们去做。比如给青少年作决策的机会,让他们有发言权和决策权,感受到家长的信任。对于孩子独立处理的结果能够接受,不苛责、欣赏并鼓励他们的决定。

第三,接纳孩子,允许孩子表达负面情绪。接纳孩子,就要接纳他们好的方面和不好的方面,允许孩子表达负面情绪,比如伤心、难过、痛苦、愤怒等,这样孩子才能学会信任自己的感受,接纳自己的情绪,从而逐渐摆脱负面情绪,积极寻求解决问题的办法,学着为自己的情绪负责。如果不允许孩子有负面情绪,就等于强迫他们压抑自己的情绪,那么孩子一旦出现负面情绪就会感到紧张、内疚,反而不利于情绪的正常发展。

第四,学会倾听,让孩子有机会表达真实想法。倾听不仅仅是用耳朵,更应该是一种情感的理解,家长可以通过面部表情、肢体语言和话语回应,向孩子传达一种信息:我尊重你,我关心你,我在用真诚平等的态度听你说话。家长需要学会一些倾听技巧,包括:

- 以积极的方式作出反应。比如身体前倾、表示同意的点头、积极的目光关注等。
- 不要说太多。当孩子表达时,不要随便打断或批判他们,而是适当用理解的语言给予反馈。
- 不随意说教。家长不能赞同孩子的观点时,不要打断、说教,要学会控制自己,此时的说教只会破坏沟通,造成隔阂。

- 有效重复。家长可以把孩子要表达的信息重新叙述一遍:"你的意思是不是……""我觉得你想说的是……"抓住孩子的谈话重点,肯定孩子的谈话价值。

第五,给孩子适度要求,避免当众批评。家长要成为儿童青少年成长的陪伴者,但依然也要对他们有合理的要求。只是在制定要求时,需要考虑孩子的想法,并且告诉他们这样要求的原因。当孩子犯错时,不要当众批评他们,特别对于爱面子的青少年来说,这会引起他们的逆反心理。

良好的师生关系

现实中,也有不少和案例中小森类似的青少年。他们因为喜欢某个老师而喜欢某门学科,因为讨厌某个老师而排斥某门课的学习。的确,师生关系会影响孩子学习的积极性。相互信任、相互支持、平等民主的师生关系有利于学生获得较高的学习成绩、更好地适应学习、保持心理健康并树立学习的信心。学生与教师关系越亲密,越喜欢和教师互动、请教教师,就会越用心学习该学科。他们会表现得更加适应学校的学习和生活,对学校的满意度也更高。在这样良好的师生关系中,儿童青少年对自己的评价也会更高,从而更加自信,也会更受欢迎。

不同年龄段师生关系的特点也有所不同,随着年级增长,师生关系逐渐从亲密转向平等民主。对于小学低年级学生来说,他们很喜欢和教师亲近,渴望得到教师的表扬,崇拜教师、听教师的话,师生关系非常亲密。随着年龄的增长和自我意识的增强,儿童青少年开始有自己的想法,他们越来越渴望得到成年人的尊重和平等对待;同时,学生对教师的看法会慢慢变得具有批判性,有时会出现对教师的反抗心理,师生间矛盾也开始增加。

为了促进良好的师生关系,一方面从家长的角度,要注意引导孩子和教师建立良好的师生关系,包括:

第一,了解孩子对教师的看法,留意孩子的师生关系。在日常生活中,家长可以观察孩子的言行,直接或者间接地了解他们对教师的评价和与教师的关系,比如让孩子讲讲课堂上发生的事情,问问他们以后是不是也想当老师,孩子的反应通常会体现出他们对教师的看法,间接反映他们跟教师之间的关系。

第二,家长要成为孩子尊敬教师的榜样。一段关系的维护是从相互尊重开始的。

孩子和教师的关系如何,与家长和教师的关系是分不开的,所以家长要做好孩子的榜样,尊重和信任教师,不在孩子面前贬低、否定教师。

第三,**鼓励孩子和教师多沟通**。比如遇到不懂的地方,鼓励孩子主动向教师提问;在需要的时候,主动帮教师做一些力所能及的事情。

第四,**家长注重和教师的沟通**。比如主动和教师交流孩子在家中的表现,同时也主动了解孩子在学校的表现,促进师生关系、家校关系的良好发展。

第五,**引导孩子正确地看待教师对自己的期望**。教师的言行会对儿童青少年的情绪、想法产生影响。有的孩子比较敏感,无法客观地看待、甚至会误解教师的某些做法。这个时候就需要家长做好孩子的思想工作,尤其在儿童年龄小的时候。比如有的孩子会说:"妈妈,我觉得某某老师不喜欢我,这几天都没有提问我。"对于这样的问题,家长也可以和孩子耐心沟通,讨论"没有被提问"是否能够说明老师不喜欢自己,然后再和孩子一起分析原因,找找方法。

建立良好师生关系的另一个重要方面,是从教师的角度出发,对学生形成积极的期望。

教师期望是指教师对学生未来成就的预期,包括教师认为学生成绩如何、是否具备较大的潜能等,是教师在对学生的认知基础上,形成的对他们未来的行为和学习表现的判断和期待。教师对学生的看法和预期会对学生的学习和发展产生影响,包括影响学生的学业成绩、学生对自己的评价、学生的创造力以及学生的同伴关系。对学生持有较高期望的教师,会给予学生更多的鼓励,当这些积极的暗示被学生转化为动力时,就会促使他们不断进步,他们会相信自己是一个优秀的学生,变得更加自信,更愿意在和创造力有关的领域进行尝试,也更容易被同学接纳。

著名教学心理学家罗森塔尔通过实验,证实了教师期望效应的存在及其重要影响。研究人员在开学初,让学校一至六年级的学生参加了一项智力测验,并"谎称"这项测验能够有效地预测一个学生未来的成就大小(事实上该测验没有这个功能)。随后,研究者将每个班的学生随机分成实验组和控制组,也就是说,两组学生在第一次智力测验中没有差异。

接着,研究人员对教师宣称被挑选进入实验组的学生智力发展潜力更高,他们在智力测验中排名位于前10名,而被挑选进入控制组的学生,则在智力测验中表现一般。也就是说,研究者"说服"教师相信实验组的学生比控制组的学生智力水平更高、更有可能在未来取得成就。

经过一个学年之后，所有的学生重新又做了一遍智力测验，结果那些被教师"期待"存在更高智力的学生，第二次测验的成绩明显高于那些被教师认为一般的学生。也就是说，当教师对学生抱有积极期望，也就是相信学生具备较大潜能时，也许就会寄予他们更大的期望，包括在上课时给予他们更多的关注，通过各种方式向他们传达"你很优秀"的信息；而学生在感受到教师的认可和鼓励时，内在会产生一种被激励的感受，于是加倍努力学习，因而取得更好的成绩。

约翰·哈蒂的元分析中也发现，师生关系对于学生学习效果的影响很大，效应量达到 0.72，远远高于教师自身学科知识水平（效应量为 0.09）的影响。[①] 也就是说，一位教师"对学生的积极期待""和学生的良好关系"对学生学习的影响，远远高于这位教师所具有的学历水平带来的影响。

因此，我们建议不同学段的教师能够了解任教年龄阶段学生的心理特点，及时觉察师生交往中所存在的问题，做好师生之间的沟通，努力走进学生内心深处，积极构建良好的师生关系，设身处地地站在学生立场去思考问题，理解学生成长中的困难，对他们形成积极的期待，发挥良好师生关系对学生发展的积极作用。

---

① Hattie，J.. Visible learning：A synthesis of over 800 meta-analyses relating to achievement［M］. Oxford：Routledge. 2009.

08

调节压力促进记忆

在压力状态下,人脑会启动压力反应系统,分泌两种激素来影响人的行为。一种是肾上腺素,一种是皮质醇。肾上腺素让我们在面对危机的时候迅速反应,可以激发一个人内在的潜力。对于学习来说也是这样,适度的压力所激发的肾上腺素能够让儿童青少年在课堂表现、登台表演以及升学考试中超常发挥,获得自信,在压力中实现成长。如同本章开始案例中的小林的经历,适度的压力让她能够应对平时的作业和测验。

但持续存在的压力会导致大量皮质醇被释放。其实,少量的皮质醇也有助于帮助人体应对高压环境,如果压力事件很快得到解决,儿童青少年体内的皮质醇就能恢复到正常水平,也就不会损害他们的成长。但是如果体内的皮质醇持续几周、几个月都很高的话,就会对他们的学习和记忆能力产生负面的影响,在各种场合发挥失常的可能性也大大增加,比如小林在升学考试之前的几个月中,一直处于高压状态,就会影响她在考场上的发挥。长时间承受着巨大压力,自己无法缓解,同时又得不到外界帮助和支持,就会严重影响儿童青少年的健康,包括抑制脑的某些功能,比如专注、问题解决等能力的发展,阻碍相应脑区的发育,给脑带来不可逆的伤害。因此,家长和教师有必要帮助儿童青少年及时识别并积极调整过大的压力,教给他们调节情绪的方法,避免其长期处于压力带来的负面情绪中。

觉察情绪,走出思维陷阱

当儿童青少年处于压力状态的时候,通常会伴随着紧张、焦虑、担心、害怕、烦躁、沮丧等消极情绪,持续的消极情绪会进一步影响他们的行为。我们先回顾一下人脑中的两个重要脑区,一个是边缘系统中的杏仁核,有情绪记忆的功能;一个是大脑的中枢系统前额叶,具有分析和决策的功能,影响着我们的行动。

在我们因为压力感到焦虑的时候,杏仁核首先会感觉到不安全并迅速反应,而前额叶则需要先通过神经系统的传递,接收到有关压力的信息,随后再对这些信息进行全面分析和评估,然后才能作出决策判断。显然这个过程是更加复杂的,速度也会更慢一些。这也就是为什么当一个人处于压力状态下,会情绪冲动——因为情绪在和理性的对抗中,速度上始终占据优势。比如,有的孩子在学业压力很大的时候会情绪失控,恨不得想要撕掉那些困住自己的考试卷。那么,要如何控制这份冲动,不让消极的情绪带来过多负面影响呢?答案是:让前额叶更快更有效地介入进来。

前额叶的一个重要功能就是有对自身感觉产生感觉的能力,也就是我们通常所说的"自省"的能力。比如小林觉察到此刻因为考试压力太大,自己的情绪已经临近崩溃了。而一旦觉察到自己压力之下的情绪状态(比如愤怒、害怕、紧张等),也就意味着,前额叶的神经回路已经开始积极工作,理性思维被启动了。而此时,前额叶就可以控制冲动的杏仁核,让情绪逐渐恢复并保持平稳了。

那么,在觉察情绪之后,又该做些什么,才能有效地调节压力呢?

其实,无论是儿童青少年,还是我们自己,每个人的情绪都来源于我们对待某件事情的想法或思维方式,这也是心理咨询中认知治疗所主张的一种观点。认知治疗是国际上普遍被认可的应对负面情绪的有效方式之一,它提出导致我们情绪糟糕的原因,往往不是那件让我们感到"压力山大"的、看似倒霉的事情,而是我们用什么样的眼光去看待发生在我们身上的这个压力事件。面对同样的事情,当采用不同的思维方式去看待时,就会产生不一样的情绪反应。

有很多类型的消极思维方式,会在我们面临压力的时候自动化地占据我们的大脑,美国心理学家、认知疗法最重要的发展者之一伯恩斯教授提出了著名的"十大认知扭曲",实际上也就对应了个体在面对压力和困境时,经常会自动化出现的十种典型的消极思维方式,它们如同埋藏在我们大脑中的地雷,一旦触碰,马上就会引发消极情绪。家长和教师可以反观自己,也可以引导儿童青少年反思,是否在这些方面踩过雷。

非此即彼。通常是觉得自己在一件事情上做得不完美,就马上认为自己是彻底失败的。比如在某次模拟考试中成绩不理想,就怀疑自己的学习能力,甚至觉得自己一无是处。

以偏概全。把偶尔发生的事情，扩大到更大的范围。比如因为某次课堂上被老师批评，马上武断地得出结论：老师对我有偏见，老师讨厌我，学校也不适合我。

心理过滤。因为遇到一次困境或挫折，就遗忘、忽视甚至否定自己所取得的其他成就。这种思维方式如同给自己戴上了一副有色眼镜，这副眼镜会过滤掉所有积极的事情，而只看到消极的事情。比如某次班级集体合唱表演，虽然整体还是不错的，但中间自己唱错了一句，就此认为自己没有演唱的天赋。

否定正面思考。把正面的体验当作是意外。比如自己在某次考试中表现得不错，也获得了老师和同学的认可。但仍然会下意识地认为并非如此，自己只是碰运气而已，是因为其他人恰好都发挥得不好，自己才侥幸取得了好成绩。和一般的谦虚不同，否定正面思考的人会竭力寻找证据，以证明自己的确没有那么好。

妄下结论。在没有事实依据的前提下，给自己一个非常负面的结论。比如感觉家长、教师或同学某句话的语气不对，就妄下结论地认为：你们就是看不起我、讨厌我等等。

放大或缩小。具体是指放大自己的缺点，同时缩小自己的优点。受此影响的个体往往不光对自己苛刻，有时对身边的人也是如此，认为所有人都有很多缺点，不接纳自己也不接纳他人，比较孤僻。

情绪化推理。根据自己的情绪而非事实对一件事情的严重程度作出推理。比如，在某次模拟考试中过于紧张、心跳加速，于是根据自己的生理或情绪反应得出结论：考试是世界上最恐怖的事情，我没办法再参加考试了。

应该思维。认为自己应该、必须完成某项任务或者达到某个要求。比如，我必须在所有考试中都进入年级前十名，否则就是对个人价值的否定。

乱贴标签。夸大自己的某个缺点，并作为定论来接受。比如：我是"社恐"；我就是一个失败者；我永远学不好数学等。

罪责自己。只要是遇到负面事件，就认为是自己的错。比如看到父母最近闷闷不乐，就推测"是不是我做错了什么？""是不是我成绩不好不值得他们对我好？"而真实的情况可能是父母因为工作中难以处理的问题，心情受到了影响。

接下来，我们从认知疗法的角度介绍两种方法，家长和教师也可以把它们教给儿童青少年，帮助他们走出思维的陷阱。

第一种方法是：改变灾难化思维方式

这句话是什么意思呢？当一个人处于压力带来的消极情绪状态中时，思考问题经常不是从现实出发的。前面介绍了很多错误的思维方式,它们的一个突出特点就是灾难化思维,也就是经常想象事件发生后的灾难性后果。它通常以这样的语序出现:"如果……怎么办?"

假如小林在一周之后将要迎来中考前的最后一次模拟考试,这次考试对于预测中考表现非常重要,她很可能会担心:"如果这次考砸了,怎么办?"换句话说,小林已经觉得考砸的风险非常高了。可以看到,灾难化思维就是会这样不合理地高估风险的水平(考砸),同时低估自己应对风险的能力(上次模拟考试之后,自己已经做了不少查漏补缺,还重点梳理了错题本)。

要帮助小林改变灾难化的思维方式,就需要引导她在思考问题时,从现实出发,做好以下三步:

第一步:识别灾难化观点。

第二步:质疑灾难化观点的正确性。

第三步:用更符合现实的想法取代灾难化观点。

对于一周后即将参加模拟考试的小林来说:

第一步是识别灾难化观点。

在识别灾难化观点时,首先要列出关于某一情况所担忧的问题,然后把这些问题转换成肯定陈述。例如,可以把前面的灾难化观点"如果这次考砸了,怎么办?"改为陈述句:"这次考试我肯定会考砸的"。

第二步是质疑灾难化观点的正确性。

质疑灾难化观点的正确性,最好用以下方式提问:"发生的可能性是什么?""这种可能性有多高?""如果最糟的情况发生,真的没有任何办法吗?"比如对小林来说里,可以这样提问:"考砸可能性有多大?""如果模拟考试真的考砸了,中考就完全没有希望了吗?"提问之后,小林或许已经发现之前灾难化的观点未必正确。

这时就可以引导她尝试第三步:用符合现实的想法取代灾难化的观点。比如:"上次模拟考试之后,自己已经对薄弱学科做了重点复习,下次模拟考试的确也有考砸的可能性,但可能性并没有那么大。""如果真的又考砸了,中考前仍然还有几周的时间,可以调整自己的状态,也不是完全无法克服的困难。"

第二种方法是:可能性区域技术

可能性区域技术会帮助儿童青少年更加全面地看待和思考各种可能性,家长和教师可以告诉他们,你所担心的那些还没发生的或者即将发生的事情,一定不会只存在一种可能性(特别是最糟糕的可能性),而是有一个从"最糟糕"到"最理想"的可能性区域。在自己感到"压力山大"、为某件事特别焦虑的时候,可以问自己这样几个问题:

第一,最糟糕的情况是什么?

第二,最理想的情况是什么?

第三,最可能的情况是什么?

第四,为了避免最糟糕的情况发生,我可以做些什么?

依然以小林为例,我们一起来看看。

第一,最糟糕的情况是什么? 也许就是模拟考试考砸了。

第二,最理想的情况是什么? 当然是考得特别好,每一门课都接近满分。

第三,最可能的情况是什么? 也许自己擅长的语文和英语发挥正常;数学最后的拓展题没有答出来,其他题目也扣了一些分数,但绝大部分题目自己都可以正确作答。

第四,为了避免糟糕的情况发生,目前可以做些什么?

对于小林来说,首先要确保优势学科正常发挥,根据复习计划按部就班完成每天的学习任务。其次要尽量避免数学失分太多,把接下来每天学习效率最高的时间段预留出来,集中复习以往的错题本。最后要给数学留一些空间,不要求自己完全做完考卷;如果有时间去尝试最后的拓展题,就相当于是额外的收获。

如果用一句话来概况可能性区域技术,那就是"面对糟糕,争取最好"。在小林的例子里,家长和教师需要引导她思考的是具体问题的各种可能性,然后积极行动起来,应对模拟考试的挑战。

通过学习和练习"应对灾难化思维"和"可能性区域技术"两种方法,能够有效帮助儿童青少年在面对压力事件时,用积极的心态调整看待问题的角度,从而调节和缓解消极情绪。

放松训练,缓解应激反应

放松疗法是一种运用呼吸和放松来消除压力所造成的负面影响的一种结构化方法。在各种压力面前,我们会紧张、焦虑、担心、害怕,此时人脑会自然产生"战斗或逃跑"的压力反应,身体也会产生一些明显的应激反应,比如肌肉紧张、呼吸急促、心悸等等。其实,这些症状并不是完全不可控的,放松疗法可以帮助我们改变这些身体的反应。

放松呼吸。对于儿童青少年来说也是如此,家长和教师需要教给他们,每当压力很大、情绪紧张时,都可以通过深呼吸让自己放松,来平衡身体的应激反应,即便是到了考试当天、坐在考场上也是如此。一项研究证实,深呼吸能够有效减少考试压力带来的焦虑和紧张情绪,无论是对小学三年级学生,还是对大学生,都同样有效。①

深呼吸是非常简单、容易操作而又极为有效的方法,练习的要点是:用鼻子深吸一口气,让腹部鼓起来,屏住呼吸5秒钟,然后用嘴巴慢慢地吐气。每一次都保持吸气5秒,呼气5秒,这样重复5—10次。想象一下,小林同学已经坐在模拟考试甚至中考的正式考场上,假设她再次被难题卡住,甚至再次出现"大脑一片空白"的情况,此刻她最应该做的,就是做几次深呼吸,这会比强迫自己努力思考,更容易帮助自己恢复到平静的状态,从而让脑正常发挥功能。

在日常生活中,为了让放松呼吸变得更加有趣,家长和教师也可以鼓励儿童青少年变换其他有趣的呼吸法。② 比如:

鳄鱼呼吸法。可以在睡觉之前,让儿童俯卧在床上,身体尽量伸直;双手支撑住下巴;手肘贴近两侧肋骨;轻轻抬起上身,让胸口离开床面;保持鼻子吸气、嘴巴呼气;如果可以再加上一个像鳄鱼一样沉着的微笑,就更好了。

青蛙呼吸法:膝盖朝外蹲在地面上;两只手臂伸直放在两膝之间;双手手掌张开,尽量贴近地面;同样保持鼻子吸气、嘴巴呼气;家长也可以尝试让儿童以痛苦的表情开始练习,以微笑的表情结束练习。

蜜蜂呼吸法:两脚分开站立或盘腿坐着;用鼻子吸气,呼气时用嘴巴"哼"出来;可以试着闭上眼睛,把耳朵捂住,看看自己最长能呼气多长时间。

狮子呼吸法:跪在床上或柔软的地毯上;双手手指张开,放在耳朵两侧;眉毛上扬,嘴巴张到最大,感觉自己像一只狮子;用鼻子吸气,呼气时用嘴吼出声音;可以试着先大声吼,再轻柔一些,最后找到不大不小合适的状态。

樵夫呼吸法:双脚分开站立;用鼻子吸气,假装手里拿了一把"斧子",边吸气边把双手举过头顶;呼气时假装自己像樵夫劈柴一样,把手中的"斧子"砍向地面,同时嘴巴用力喊出"哈——"。

后两种呼吸法在放松的同时,还能起到宣泄情绪的作用,但练习时需要提醒儿童青少年注意选择合适的环境,不给周围其他人造成"噪声"方面的困扰。

---

① TED演讲:如何引导孩子有效学习. https://video. weibo. com/show? fid = 1034:4451645845602317.
② 莎拉·皮考克. 跟着青蛙小弟学呼吸[M]. 李昕,译. 北京:新星出版社,2016:43—47.

放松身体。除了呼吸放松，还可以教给儿童青少年放松身体的方法，以缓解压力应激反应。相关实证研究告诉我们，通过放松身体，可以达到很好的缓解压力和焦虑的效果。① 下面介绍的"渐进式肌肉放松法"可以有效缓解持续压力状态引起的紧张性头痛、背痛、肌肉紧张、肌肉痉挛等症状。

具体做法是连续收缩和放松身体不同部位的肌肉群，在不拉伤肌肉的前提下，尽量绷紧每一组肌肉群，坚持 10 秒左右，然后立即放松 10 秒左右。以手部为例：可以先攥紧拳头，保持 7—10 秒，然后松开拳头 7—10 秒。接下来，再以同样的时间间隔放松手臂：双手前臂抬起，前臂和上臂尽量靠拢，绷紧肱二头肌，保持 7—10 秒，然后放松。完成后可以再逐渐放松其他肌肉群，放松的顺序可以从前额到眼周，颈部到手臂，再一路往下直到脚趾。儿童青少年练习的时候，可以选择坐着，也可以躺着，以自己舒适的姿势去留意肌肉群绷紧和放松时的不同感觉。

放松精神。正念练习是一种被证实可以帮助放松精神的方法。② 所谓正念，简单来说就是保持专注的状态，比如专注地捏彩泥，或者专注地发呆……正念练习，可以帮助我们在烦躁不安的时候平静下来，对于训练儿童青少年的专注力也很有好处。

下面介绍的正念练习，名字叫作"耸立的山"，③适合儿童青少年在开启一天学习生活的时候练习，具体做法是：

- 身体站直，两脚分开，手臂放在身体两侧，感受脚底站在地面的感觉，保持双眼睁开。
- 想象自己是一座山，正耸立在大海之中，自己的头就是山顶。
- 举起双臂，手指分开，让自己的山变得更高。保持这个姿势，像山一样稳固，坚持一会儿。
- 观察自己心里是否有一些想法或担忧？比如快考试了，担心考不好被父母批评、让老师失望，如果有，就把它们看成一朵一朵的小浪花，正在拍打自己的山峰。
- 深深吸一口气，然后呼气，将小浪花吹向远方的海面。反复呼吸几次，想象看着海面的波涛逐渐平息，直到周围归于平静。

① 姜宏,王志红,严进,刘涛生.渐进式肌肉放松在控制焦虑中的作用[J].护理研究(中旬版),2005,(23)：2084—2085.

② 孙一菲.正念训练对三年级小学生 ADHD 症状、自我概念及考试焦虑的干预研究[D].武汉：华中师范大学,2022:5—8.

③ 惠特尼·斯图尔特.正念小孩[M].韩冰,祝卓宏,译.北京：中国青年出版社,2021:23.

- 放下手臂,缓缓呼吸,让自己放松下来,相信自己会在一整天都坚定如山。带着这样一份稳定感,开启全新的一天吧。

通过以上这些方法,希望能够帮助儿童青少年在压力很大、情绪紧张时,学会平衡身体的应激反应,让自己放松下来。

透过压力,看到背后的积极意义

家长和教师有必要引导儿童青少年认识到,很多时候,高压力总是和有意义的事情一起出现,比如压力能帮助个体突破已有成绩的上限,更好地掌握某一类问题的解决方案。虽然压力会让我们感到不舒服,但它一定不仅仅是阻碍自己成长的绊脚石,而是帮助我们创造辉煌成绩的机会。看到压力事件背后的意义,压力就会转化成自我修炼的机会。

有这样一个故事,故事的主角是一位平时工作繁忙的中年女性,因为一段时间压力太大,听说通过正念冥想可以有效地缓解身心疲劳,于是她就报名了这样一个为期两周的正念训练营。

开始的两天一切都很顺利,她在导师的指引下练习正念,也的确觉得越来越放松,对她而言这就是她所期待的:"看来这个正念训练营,真是来对了。"

但是,从第三天开始,发生了一件让她心烦意乱的事情。坐在她后面的一位学员开始上课迟到。每次当她刚刚进入状态时,这位"迟到者"就会打破宁静的气氛,一边对周围人小声说着"不好意思",一边不断制造着各种各样的噪声。这位女士最初特别想要发怒,但是又碍于面子,不得不把这股怒气压下去。可是被压下去的怒气不会自行消失,反而一直扰动她的内心。后来她实在忍无可忍,就找到培训班的导师,把内心的愤怒和不满一股脑儿地倒了出来。

不料培训班的导师在听完她的抱怨之后,却微笑着对她说:"告诉你一个秘密,这个迟到的人是我们故意安排的。"听完导师的话,这位女士感到非常吃惊,培训班的导师于是继续解释说,"我们在培训班课程中所练习的正念,大多是在一种理想状态下进行的,大部分人都会遵守约定、保持安静、全神贯注地按照指令进行。但是在现实生活中,我们很难找到这样理想的环境去练习,总会遇到各种各样的干扰。那么,如何在有各种各样干扰的情况下,依然能够找到内心的平静呢?这才是我们真正需要去修炼的课题!所以我们安排了一个故意的'迟到者',来磨练大家的心性。"

听完导师的解释，这位女士恍然大悟。在接下来的时间里，当"迟到者"再次进入培训场地的时候，她变得不再抱怨，而是选择用一种积极的心态来看待这件事情："这是老师特意的安排，是为了给我提供一次在现实生活中修炼自己的机会，我也要看一看自己在有干扰的情况下，可以在多长时间内尽快找到内心的平静。"于是，这次培训班带给她的收获，不仅是学习了一些自我调节的方法和技巧，更重要的是掌握了在现实生活中去修炼自己的心态的能力。

回到工作岗位上之后，她减少了对周围人和事的抱怨，把现实生活中的一些困境和挑战看作是修炼自己的机会。如此一来，平时认为有压力的那些事情，似乎也有了不一样的意义。

在面临压力和困境的时候，我们往往很容易变成"近视眼"，压力、恐惧、愤怒这些消极情绪容易让我们的视野变得狭窄。对于儿童青少年来说也是如此，在压力状态下，哪怕只是一些微不足道的事情，比如写作业时楼上时不时传来的脚步声，比如妈妈下班晚导致吃饭时间晚了半小时，比如约好一起周末外出的同伴忽然有事取消了约定等等，都可能成为触发他们情绪的导火索。但如果此时有人来引导他们，以一个更高的视角看待这些经历，他们就有机会学着像在高空中翱翔的老鹰一样俯瞰整个过程，那些经历、困难和压力就有了全新的意义。

正所谓"天将降大任于是人也，必先苦其心志，劳其筋骨，饿其体肤，"看到压力事件背后的意义，会让儿童青少年更加清楚地看到生命的意义、价值以及人生的使命感，而这些，都是能够帮助他们抵抗压力的力量来源。

加强锻炼，积蓄应对压力的能量

不少研究认为，应对压力最为简单、经济、有效的方法是加强体育锻炼。[1] 回顾自己在压力下的状态，特别是焦虑情绪比较强烈的时候，就会发现我们的身体在那些时候，往往是处于僵化状态的，而体育锻炼不仅会帮助我们打破这种僵直不动的状态，对大脑也大有益处，包括缓解紧张状态、减轻挫败感、集中注意力等。[2]

对于学业压力较大的儿童青少年，特别在考试来临前的阶段，虽然备考时间紧张，家长和教师也要经常提醒他们多动一动，即便只是站起来伸个懒腰，或者出门散散步、

---

[1] 约翰·瑞迪，埃里克·哈格曼. 运动改造大脑[M]. 浦溶，译. 杭州：浙江人民出版社，2013：81—99.
[2] 哈佛商学院出版公司. 压力管理[M]. 王春颖，译. 北京：商务印书馆，2011：76.

爬爬楼梯,这些简单的运动,都会帮助他们缓解精神上的负担。

我们知道当压力应激激素皮质醇大量进入人脑时,会对人脑产生极其恶劣的影响。海马体与儿童青少年的学习和记忆息息相关,对此尤为敏感,一方面海马体表面似乎镶嵌着皮质醇"探测器",使得它对压力信号极为敏感,因此应激激素对海马体的影响最大;另一方面应激激素却会阻止海马体产生新的神经元连接,甚至杀死海马体上的细胞。

毫不夸张地说,严重压力可能造成人脑组织的损伤,而这些组织(如海马体)极有可能帮助儿童青少年通过升学考试。当然,人脑在进化过程中似乎意识到了这一切,所以不仅安排了"坏人",也安排了"英雄",它就是脑源性神经营养因子(brain-derived neurotrophic factor,BDNF)。脑源性神经营养因子是神经营养素蛋白质群中的重要一员,不仅对神经细胞的存活很重要,对神经细胞的生长也很重要,它们就像是配备有神器肥料的常备军,在敌对行动面前,能够确保神经元的存活和生长。也就是说,只要脑中有足够的脑源性神经营养因子,皮质醇就无法伤害大脑组织。

体育锻炼被证实能够提高脑源性神经营养因子含量,为人脑补充优质的营养。[1] 除此之外,体育锻炼能够增加可利用的葡萄糖等神经细胞生存的必需品,增加通过脑部及全身的血液流量,而脑中血量充足,对海马体有效地发挥功能同样非常重要。

运动对于脑可塑性的影响甚至能够超越年龄的限制。2010 年的一项研究,把 120 名老年人分成两组,其中一组被指定按照计划锻炼身体,另一组则参加伸展养生计划。一年之后的结果显示(图 3 - 7),按照计划锻炼身体的小组胜出——他们的海马体体积更大,血液中的脑源性神经营养因子的水平也更高。而另外的伸展小组的海马体则表现出随年龄增长,脑部正常退化而出现的脑容量萎缩。[2]

美国芝加哥内珀维尔中央高中开展了一项"零点体育课"项目,希望确定体育锻炼是否能够提高学生包括阅读能力在内的各项学习能力。[3] "零点体育课"(Zero Hours PE)是一种通过运动提高学生意识状态,为一天学习作好准备的新型体育课。该课程也因为其被安排在第一节文化课之前而得名。之所以开展这样一项研究,其依据来源于脑的可塑性。研究者认为既然人脑是一种有适应能力的器官,就可以像通过举铁来

---

[1] 约翰·瑞迪,埃里克·哈格曼. 运动改造大脑[M]. 浦溶,译. 杭州:浙江人民出版社,2013:70.

[2] K. I. Erickson, et al. Exercise training increases size of hippocampus and improves memory [J]. Proceedings of the National Academy of Science,2011,30:17 - 22.

[3] 约翰·瑞迪,埃里克·哈格曼. 运动改造大脑[M]. 浦溶,译. 杭州:浙江人民出版社,2013:2—4.

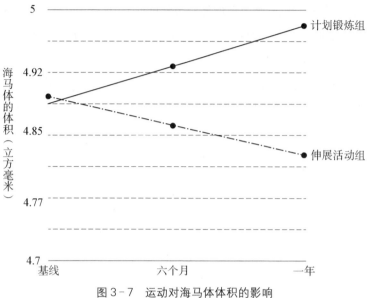

图 3-7　运动对海马体体积的影响

锻炼肌肉一样，来锻炼大脑。既然我们所做、所想及所感的每件事，都是通过脑细胞或神经元的相互连接来控制的，那么同理，我们的思想、行为和环境也可以反作用于我们的神经细胞。由于运动能够增加脑内的血流量、葡萄糖和脑源性神经营养因子的含量，因此体育课实际上能够为人脑提供学习所需的最佳工具，体育锻炼能够促使新生的神经细胞连接到神经网络中。

　　但在评价学生运动表现时，研究者特别强调，给学生打分的依据是其努力的程度，而不是技能高低。在体育课上，学生不必像一个天才运动员一样出色，但他们所佩戴的电子手表能够记录最大心率。按照要求，零点体育课认为那些对于学习准备有帮助的体育运动，需要让学生的心率达到其最大值（220－体重 kg，比如体重 35 kg 的学生，心率最大值为 185）的 80%（运动时应保持在心率 148 次/分钟）左右。在学期结束后，随着多种因素的作用和学生自然发展带来的变化，没有参加零点体育课的学生，阅读和理解能力也提高了 10.7%；但参加零点体育课的学生的进步更加明显，他们比之前提高了 17%。

　　2004 年，人体运动和科学等不同领域的 13 位著名研究者组成的专家小组，对体育运动如何影响学龄儿童进行了大规模调查。① 研究结果显示，体育运动对记忆力、

———————————

① 约翰·瑞迪，埃里克·哈格曼. 运动改造大脑[M]. 浦溶，译. 杭州：浙江人民出版社，2013：14—15.

注意力和课堂行为都有积极的影响。除此之外,在体育运动中,学生还能够发展出沟通能力、团队合作能力、解决问题能力以及抗风险能力。由此,专家组推荐在校学生每天应该参加 1 小时或更多的中等或高强度运动。

适度的运动,对每个人的感知觉及其他心智活动,包括注意、情感、想象、记忆、问题解决等方面都有积极的影响力。类似的研究结论数不胜数:美国健康与运动委员会认为"学生每天需要 30 分钟的体育锻炼来刺激大脑"。加州大学神经心理学家的研究表明,每周运动 75 分钟的学生在学习过程中反应更快、思维更敏捷、学习内容记得更牢、解决问题更有创意。加拿大研究者 Vanves 和 Blanshard 的研究认为,把每天体育课的时间延长到在校时间的三分之一时,学生学习的态度更为积极,成绩也得到了提高。还有研究提出"坚持体育锻炼对于调节学生的考试压力是非常有帮助的"。的确,通过运动可以提高心跳和呼吸的频率,进而改变脑中的化学物质,这些都能够帮助儿童青少年减少焦虑,提高幸福感。而且规律的锻炼,也被广泛认为可以改善睡眠,特别是在考试来临之前的阶段。

保障睡眠,为学习能力持续赋能

人脑中有两种液体,一种是脑细胞组织间液,其中包含了神经细胞的代谢物;另一种是脑脊液,一种充盈在颅骨和人脑之间的透明液体,主要作用是避免人脑受到物理性碰撞,同时也负责排出代谢物。研究者通过给大鼠注入小分子荧光染料来标注并观察脑脊液,结果发现相比一直保持清醒时的大鼠,睡眠中大鼠脑中的荧光染料分布得更加广泛。也就是说,在睡眠时,脑脊液在大鼠脑中更容易流动。这也许是因为睡眠时,脑细胞间隙比清醒时更大,因此脑脊液更容易进入其中与组织间也进行交换。[①] 可见,睡眠时脑就像用脑脊液洗了个澡,洗掉一天用脑产生的代谢垃圾。

2019 年,波士顿大学的科学家们史无前例地拍下了人脑的清洗过程,证明我们睡着的时候,是真的被"洗脑"了。[②] 研究发现睡眠时血液会周期性地大量流出脑,而且每当血液大量流出时,脑脊液就趁机发动一波攻击,进入脑内清除包括导致阿尔茨海

---

① Xie L,, Kang H, Xu Q, et al. Sleep drives metabolite clearance from the adult brain[J]. Science, 2013, 342(6156):373 – 377.
② N. E. Fultz, G. Bonmassar, K. Setsompop, R. A. Stickgold, B. R. Rosen, J. R. Polimeni, L. D. Lewis. Coupled electrophysiological, hemodynamic, and cerebrospinal fluid oscillations in human sleep [J]. Science. 2019,366:628 – 631.

默病的 β 淀粉样蛋白等毒素,而且这样的清洗,只有在睡着后才能做到。联系我们的生活经验就会知道,睡眠不佳的那段时间,白天也经常昏昏沉沉,工作和学习的效率不高。原因也许正是在于没睡着的时候,脑脊液没有充分的机会帮助我们"清洗脑"。可见,充足的睡眠,能够让儿童青少年拥有一个清爽的脑,这对于他们第二天一身轻松地投入学习,是非常重要的!

2019 年《中国青少年儿童睡眠健康白皮书》显示,当代儿童青少年普遍存在睡眠不足的情况,且睡眠不足的严重性呈现随学习阶段上升明显加重的趋势:小学生平均睡眠时间为 8.45 小时,中学生平均睡眠时间只有 6.82 小时,其中 59.4％的中学生睡眠不足 7 小时。从众多影响睡眠不足的因素来看,与儿童青少年睡眠时长高度相关的因素依次是:

- 作业时长。写作业时间越长,睡眠时间越短。
- 晚餐(夜宵)时间。最后一餐时间越晚,睡眠时间越短。
- 家长辅导作业时的情绪。情绪越激动烦躁,睡眠时间越短。
- 家长睡眠质量。家长睡得晚,孩子睡眠少的概率也更高。

此外家长电子产品使用程度、儿童青少年电子娱乐时长以及睡前活动也是影响睡眠的因素。

为了帮助儿童青少年争取更多的睡眠时间,需要家长帮助孩子做到:

- 提高学习效率。可以从制定并执行学习计划、合理安排作业时间、改进学习方法和策略等方面着手;
- 安排适度娱乐时间。建议多采用定期运动锻炼等非电子产品类的娱乐形式,以协调脑力劳动和体力劳动,特别要注意的是,不在睡前使用电子产品。
- 做好睡前准备。睡眠环境尽可能安静、黑暗,睡前要避免挑战压力和难度过大的学习任务,可以通过喝牛奶、读纸质书或者做放松练习来帮助入眠。
- 进行睡眠教育。让儿童青少年认识到睡眠的重要性,而且知道改变随时都可以开始。与此同时,也要注意避免睡眠焦虑,家长可以告诉孩子,如果实在睡不着,不如索性起来看会纸质书,等到自己有困意再睡。因为此时继续躺在床上,强迫自己入睡,可能让自己更加烦躁沮丧。

另外从家庭的角度,也需要家长自身做出努力,包括:家长要做好自我睡眠管理,早睡早起做好孩子的榜样;家庭成员共同努力养成健康的生活习惯,如合理规划晚餐、入睡和起床时间,克制电子产品使用时间等,特别是家长要避免在"手机依赖"方面对儿童青少年产生负面影响;在和孩子沟通时保持耐心和理智,避免睡前发生激烈的亲子冲突等。

必要时刻,向信任的人寻求帮助

对于面临学业压力的儿童青少年来说,即使他们内心认为朋友、父母、老师的支持对自己而言是非常重要的,但在和他人沟通、向他人求助时,仍然会心存顾虑。随着年龄的增加,青少年越来越看重同伴关系,但同时也越来越在意自己的形象,有时敏感,有时多虑,有时爱面子,有时担心被拒绝,所以不太喜欢向别人求助。

然而,来自心理学的研究证明:学会求助,尤其是学业求助,如寻求同伴和师长的帮助等,对于学习和以后的发展是非常重要的。① 所以,在以上所有这些帮助儿童青少年应对压力的方法之后,家长和教师还需要告诉他们最最重要的:无论是学习中、备考中遇到的挑战,还是生活中、适应时遇到的困境,当自己用尽全部能力,却依然无法凭借一己之力应对所面临的压力时,要知道,求助也是一种真正属于自己的力量! 一种可以帮助他们走出困境、继续前行的力量。

还记得塞利格曼研究中那只"习得性无助"的小狗吗? 在后续的研究中,研究者坚持将已经习得无助的狗放入往返箱中,用手把这些不情愿挪动的小狗慢慢拖过来、拖过去,越过中间的矮闸,直到它们开始愿意自己动为止。塞利格曼被誉为积极心理学之父,他成功地通过实验让这些绝望无力的小狗重新习得了乐观,而方法就是不断托起小狗的腹部,持续给予它们支持,一次又一次,直到它们再次心生希望。实验结果还发现,一旦小狗发现自己的行为对关掉电击是有效的时,无助就被治愈了,这种治愈百分百有效,而且具有永久性。②

因此,对于面临学习和成长中种种压力的儿童青少年来说,他们也需要一双双这样的手,希望家庭、学校和社会能够结合各方力量,为他们搭建真诚和安全的支持系统,让他们更有力量去面对学习、生活,乃至人生的种种挑战,应对学习中的压力,走出成长中的困境。

---

① 边玉芳. 读懂孩子(12—18 岁)[M]. 北京:北京师范大学出版社,2017:163.
② 马丁·塞利格曼. 活出最乐观的自己[M]. 洪兰,译. 沈阳:万卷出版公司,2010:28.

| 第四章 |
脑视角下的动力不足

　　不少家长和教师会发现,有些儿童青少年会在某一个阶段,出现害怕、讨厌甚至拒绝学习和上学的情况,看起来好像完全丧失了学习的动力。本章我们将共同探讨害怕心理和厌学心理的主要表现、了解害怕心理背后的原因以及厌学心理的形成过程。同时,我们也将探讨如何激发儿童青少年的学习动机,提升他们的自我效能感,从而避免受害怕心理和厌学心理的不良影响。

01

学习动机的概念和分类

我们先来看看和学习动机有关的概念。所谓学习动机,简单理解就是推动学生学习的动力。学习动机能够激发学习行为、决定学习方向和学习过程,影响学习效果,是关系学生学业水平的重要因素。动机水平适度的儿童青少年能够在学习活动中保持专注状态,认真完成学习任务;动机水平过低的儿童青少年则缺乏学习的专注性和持久性,进而引发学业困难。

儿童青少年的学习动机可以来自外部,也可以来自内部,有研究者根据动力的来源,将学习动机分为外部学习动机和内部学习动机。由外在动力激发以驱使儿童青少年积极进行学习活动的动机称为外部动机,包括来自教师和家长的奖励和赞许、考试的名次和荣誉等;由内在心理因素转化而来的,能够推动儿童青少年积极进行学习活动的动机称为内部动机,包括兴趣、理想、好奇心、求知欲、自我实现等。有研究者进一步将外部学习动机细分为附属性动机和威信性动机,将内部学习动机细分为认知性动机和成就性动机(表4-1)。在小学阶段,外部学习动机通常占据主导地位;随着年龄的增长,到中学阶段,内部学习动机对学业起到更加关键的作用。①

---

① 边玉芳.读懂孩子(12—18岁)[M].北京:北京师范大学出版社,2017:150.

表 4-1　学生学习动机分类

学习动机类型		具　体　内　容
外部学习动机	附属性动机	为获得来自老师和家长的赞许、认可或嘉奖,将学习目标主要指向学习成绩的动机。
	威信性动机	为赢得名次、自尊与地位,将学习目标指向获得外在利益的动机。
内部学习动机	认知性动机	为获取更多的知识和解决问题的方法,以好奇心、求知欲为基础,将学习目标指向学习本身的动机。
	成就性动机	为追求更高目标、完成有挑战性的任务,通过竞争力求成功、避免失败的动机。

02

脑视角下的"害怕上学"

案例：害怕上学

佳佳今年四年级了，父母发现最近一段时间佳佳的状态有些变化：晚上她总是央求妈妈陪自己睡觉，自己一个人的时候很难睡着；第二天早上起床到上学前，她也经常看起来心神不宁、手足无措；这些异常的表现影响了佳佳的成绩，她似乎很难专心投入到学习中。家长多次追问，佳佳才支支吾吾说自己害怕去上学。在和老师沟通后，家长了解到原来是最近的一些学习要求引发了佳佳的担心，比如："课堂上不遵守纪律的同学，就没有课间休息时间。""考试卷上忘记写名字的同学，考试成绩做零分处理。""课堂作业没有按时完成的同学，放学后需要留校直到完成并上交作业。"

对于佳佳的反应，家长和教师都有些难以理解。因为这些严格的要求，实际上只是想要提醒那些总是不遵守纪律的"淘气包"，没想到佳佳却听进去了，而且还因为害怕影响了学习。

学校中的确有这样一些被"害怕"或者"害羞"困扰的儿童。他们可能从早到晚会不断地在脑海中，提出各种各样的"危险会发生"的假设，他们会因为害怕而拒绝尝试新事物，对自己没有信心。他们经常害怕自己会犯一些不能挽救的错误，或者感觉自己没有办法做到一些事情，比如参加社团活动，比如和其他同学一起在餐厅吃饭。还有一些儿童青少年会担心上学途中的公共交通安全，或者害怕被传染疾病等。

这确实会对他们产生很多负面的影响，长期、过度的担心和害怕会让儿童青少年变得脆弱,感觉疲劳无力,身体不适,还会降低他们的学习能力,影响他们的同伴关系。对于这些孩子来说,他们几乎从来都没有放松过,总是保持高度的戒备感,每天都在反反复复地确认每一件事情,确保一切妥当。而当他们在这些方面花费太多时间和精力时,无暇顾及其他,投入到专心学习上的时间就相应减少了,表现为学习成绩忽上忽下、极不稳定。

作为家长和教师,我们都希望能够帮助这些被"害怕"困扰的儿童青少年。但我们所要做的,不是简单地告诉他们"不要害怕、不要担心",也不是简单地帮助他们清除让他们感到害怕的"障碍"。我们需要做的,是引导他们分析"害怕"背后的信息,教给他们如何进行自我沟通,调动内在的动力,迎难而上地接受挑战,从而战胜自己的恐惧。

必要的"害怕"

从脑科学的角度来看,"害怕"是人类进化所必需具备的情绪反应,它的出现通常伴随着人脑中的"防御系统中心"——杏仁核的强烈反应。我们知道杏仁核是人脑边缘系统的一部分,既负责产生、识别和调节情绪,又对学习和记忆产生影响。杏仁核就像是一个"救生员",它所激发的害怕、恐惧等情绪,对于我们的生存至关重要、不可或缺。我们知道,在人类成长和发展的过程中,如果缺乏基本的生存能力以及对危险的躲避能力,那么,人类作为物种是很难存活下来的。也就是说,害怕和恐惧,为我们的生存,提供了功能性的安全保障,可以帮助儿童青少年在陌生的环境中保持警惕。

过度的"害怕"

对于每一个儿童青少年来说,他们的世界随着成长会逐渐变得更加开阔,他们需要经常去面对从未经历的、突如其来的新挑战,而这些新状况,不可避免地会给他们带来新的焦虑和担心。适度的"害怕"是正常的情绪反应,但如果这份"害怕"不断长大,它可能就是抓着、扯着、挡着儿童青少年前行的敌人了。

前面提到在杏仁核的作用下,我们的身体会启动"战斗逃跑反应",同时也容易出现心跳加快、头晕、出汗、胃疼、发抖等让人不舒服的症状。但正常情况下,在确认安全之后,大脑前额叶就会发出"刹车"指令,提醒杏仁核放慢运转速度,从而让身体逐渐恢复到稳定的状态。但是,对于那些"害怕"的儿童来说,想要及时"停下来"却并不容易。

他们有着丰富的想象力，依靠想象力来构筑大千世界，来解释万事万物，而那些浮想联翩的、可能发生的结果，特别是灾难性后果，就会让他们的恐惧感进一步加强。比如一个 8 岁的儿童，已经能够知道细菌的危害和疾病的痛苦，他可能误认为，参加学校的日常的活动，就意味着感染细菌，但是他不知道，真正因为参加活动而患病的可能性，其实是很小的。

不同年龄段的"害怕"

对于不同年龄段的儿童来说，他们所恐惧的对象也有所不同，在婴儿期，7—9 个月的婴儿看到陌生人时会感到害怕，在一周岁左右时这种害怕基本会消失；在幼儿期，特别是刚刚进入幼儿园的阶段，幼儿对于和父母的分离感到害怕和担心；到了小学阶段，随着获取的信息越来越多，儿童开始对现实生活当中的危险感到恐惧，比如疾病、药物、考试、窃贼等等。

家长可以尝试通过以下表现，识别儿童过度害怕的信号：

- 由于害怕，表现出与现实状况不相称的过度痛苦，包括哭泣、身体出现症状、感觉沮丧、无助悲伤等。
- 反复确认"如果……怎么办"的问题，而且无法安慰，家长试图与其讲道理时会发现没有作用。经常预期性地担心，包括担心几个小时，几天甚至几个星期之后会发生的事情。
- 头疼、胃疼，经常因为恶心不敢去学校。
- 睡眠紊乱，很难入睡，经常做噩梦。
- 过度的责任感，过度地关注别人是不是因为自己而感到心烦，经常为不必要的事情道歉。
- 孩子自身或家庭功能受到影响，对于上学、去朋友家、参加活动、参加家庭聚会、度假等感到非常困难。

"害怕"从何而来

我们很想了解到底是什么造成了儿童的焦虑和害怕？可以说，造成害怕的原因是多方面的。

遗传。来自遗传学的研究发现,如果家长本身很容易焦虑和担心,那么他的子女过度害怕的可能性就会增加。[①] 虽然遗传学很有说服力地对害怕的成因做出了解释,但是我们也会发现,有很多在焦虑家庭长大的孩子,并没有表现出特别的害怕。所以遗传学只是决定了个体的易感性——有些儿童生来就会比其他人敏感,但除了遗传,还有其他因素会影响到他们的发展。

应激事件。当今社会,有研究表明多达15%—20%的儿童青少年曾经遭遇过重大的创伤事件,而有过创伤经历的儿童,患上各种障碍的概率是其他人的两倍。这些创伤事件包括所爱的人去世、曾经成为暴力事件的受害者、失去最好的朋友、生病住院、父母离异等等。这些事情会让一个孩子承受过大的生活负担,从而把偶然发生的某一次的害怕和担心,转变为长久的害怕和担心,甚至让这种状态反复出现在自己的生活中。[②]

家庭教养方式。家庭互动也会影响到儿童对某些情况的反应,从而影响他们的行为。比如家长总是试图从潜在的危险当中保护孩子,会时不时地给他们一些提醒,比如"外面很危险,千万不要一个人出门""我们家的房子是贷款买的,一旦爸爸妈妈失业就可能没地方住"等。对于有些儿童来说,他们本来就认为周围的环境是恐怖的,是令人害怕的,家长的这些提醒行为会进一步强化他们的想法,这样不但没有降低孩子的担心,反而让情况更糟糕了。

其他可能导致孩子过度担心害怕的一些家庭教养行为包括:

- 父母过度控制。比如家长在和儿童谈话的时候,施加太多的控制,限制孩子的自主权和独立性。
- 过度保护。比如家长没有缘由的过度谨慎和保护的行为,会加重儿童害怕的倾向。
- 容忍或者鼓励回避行为。也就是说家长会建议或者同意儿童回避去做困难的事情。
- 批评或者拒绝。当家长经常对儿童有评断、轻视或者批判的时候,儿童会更加容易退缩。
- 强烈频繁的冲突。有研究发现,在打架、争吵等较多的不和睦家庭当中,儿童的害怕和焦虑的水平会更高。

---

① 塔玛·琼斯基. 让孩子远离焦虑[M]. 吴宛蒙,译. 杭州:浙江人民出版社,2014:17.
② 塔玛·琼斯基. 让孩子远离焦虑[M]. 吴宛蒙,译. 杭州:浙江人民出版社,2014:18—19.

03

走出"害怕"的困扰

家长和教师想要帮助儿童走出"害怕"的困扰,不能仅仅告诉他们"你的害怕毫无道理"或者"完全没必要为这样的小事害怕",而是要激发儿童的自主感,引导他们自己发现这个结论,为自己的"害怕"做主。

从脑科学的角度来理解,如果一个儿童始终在担心害怕,那么脑就会持续加固这些和害怕有关的神经网络。为了阻断这些神经连接的强化,我们需要帮助他们学会确认"害怕"从何而来?或者说让他们学习倾听"害怕"的声音。当感到害怕的信号时,尝试对自己说:"好吧,害怕,你又来了,这次你想说些什么呢?"

这个方法实际上源自后现代心理咨询流派中叙事疗法所提出的"外化"技术,即"人"本身不是问题,那些困扰人的"问题"才是问题。通过"外化",可以将"人"和"问题"分离开来。这样,"人"才能更容易理解和看清自己与"问题"的关系,摆脱自我责备,从而思考改变和付诸行动,向着更加积极的方向发展。[1]

如果家长或教师能够引导儿童将感受到的"害怕"和自己分开,把"害怕"视作是独立于自己的一个外在对象,就可以帮助他们进一步思考:"害怕"的力量是不是过大了?过大的"害怕"给自己带来了什么影响?自己有哪些方法可以应对过大的"害怕"?

一本名为《和害怕做朋友》[2]的绘本,就非常形象地采用"外化"的手法来表达"害怕"。这个绘本故事中的主人公,很可能就是我们身边那个害羞、胆小、害怕的儿童。

故事中的主人公是一个十岁左右的小女孩,她还有一个小小的朋友,白白的身体,

---

① 杰拉德·科里. 心理咨询与治疗的理论与实践[M]. 谭晨,译. 北京:中国轻工业出版社,2015:271—274.
② 弗兰切斯卡. 和害怕做朋友[M]. 杨玲玲,彭懿,译. 西安:未来出版社,2020.

可爱的样子,朋友的名字叫"害怕"。"害怕"从小就一直在小女孩的身边陪伴她、照顾她、保护她,几乎和她形影不离:比如在小女孩站在高台上看群鸟飞翔时,"害怕"会提醒她站在栏杆后面,避免掉落高台摔伤自己;在路上遇到恶狗时,"害怕"也会挡在她前面,逼她后退,让狗咬不到她;甚至在漫长的黑夜里,"害怕"也会陪着她。

后来小女孩随家人远离家乡,来到一个新的地方生活、学习。第一次进入新班级的时候,老师念错了她的名字,陌生的环境下同学们的嘲笑声让她心跳加快。也就是从那个时候开始,小女孩那个小不点的好朋友"害怕",开始变得不一样了。它不停地长大,越长越大,给小女孩的学习和生活带来了不少麻烦:当小女孩想出门看看,熟悉一下周围环境的时候,"害怕"却一步也不肯动,扯着拉着小女孩,把她留在家中;当小女孩想快点去学校时,大大的"害怕"会伸出胳膊挡住她;下课时,"害怕"会用巨大的手臂紧紧地搂住小女孩,让她没有办法靠近其他同学……于是小女孩感到越来越孤独,她甚至觉得没有人喜欢自己,也越来越害怕和人交流,害怕去学校,一放学就想马上回家躲起来。从绘本的画面中我们可以看到,这个时候的"害怕",已经长大到像一座小山了。当然,除了这些在学校的影响,大大的"害怕"还经常粗暴地给小女孩下达一些其他的命令:比如让小女孩拼命地吃东西;不准小女孩把学校的事情告诉妈妈;甚至让她晚上睡觉的时候,不停地做噩梦……

这个绘本故事的前半部分,以形象的表达方式告诉我们,"害怕"是我们每个人形影不离的朋友,它可以帮助我们远离伤害。但后来,当"害怕"变得太大时,就让主人公动弹不了了,也就无法投入到正常的学习中了。

我们也可以把"外化害怕"的这种方法告诉儿童,鼓励他们给"害怕"起一个名字,比如"恐怖虫""破坏怪""害怕先生"等。这样可以帮助儿童青少年把那些让他们感到害怕的具体问题外化出来,为进一步改变"害怕"带来的那些不合理想法作好准备。

当然,我们还可以鼓励儿童把"害怕"的样子画出来,这样可以帮助他们把抽象的思维变得具体形象。我曾经在一节心理课上作过尝试,帮助那些害怕考试的青少年调整看法、寻找资源、应对"害怕"。我先是邀请学生们用任意线条,回顾让自己担心和害怕的考试场景,然后在刮画纸上勾勒出它的样子。学生的作品非常丰富,也很让人惊艳:有的是一团乱麻,有的是一个小怪兽,有的是一座大山,有的是一棵大树,还有的是一只小鸟。

也许你不曾想到,考试给儿童青少年带来的"害怕"居然有这么多的样子。其实,在外化出这些具体形象的时候,学生们已经开始觉察并思考应该如何看待这份"害怕"了：

- 把"害怕"画成一团乱麻的学生说，那份考试来临前的害怕，让他感到恐慌，学习和生活都变得一团糟；
- 把"害怕"画成小怪兽的学生说，自己害怕"考试怪兽"的魔力，担心因此受伤；
- 把"害怕"画成大山的学生说，自己不仅害怕考试，还被压得喘不过气；
- 把"害怕"画成大树的学生说，这棵树的树根深深的扎在"考试"的土壤中，枝繁叶茂，几乎挡住了天空；
- 把"害怕"画成小鸟的孩子说，自己没办法控制"害怕"，它像小鸟一样在天上飞来飞去。

当这些感受被看见、被表达出来之后，我们也就有了和学生探讨属于他的、应对害怕的方法了。

我问第一个学生："看起来生活一团乱麻让你很不舒服，你觉得是否有什么方法，或者什么人，可以帮助你梳理这些杂乱的线条？"学生回答："我可以做一些具体的学习计划，需要时让爸爸妈妈帮忙监督完成的情况。"

我问把"害怕"画小怪兽的学生："'小怪兽'曾经伤害过你吗？当时发生了什么？"学生回答："数学总是考不好，我害怕学数学。"我继续问："有没有什么办法提高数学成绩呢？"学生回答："我可以多请教老师和同学，也可以多总结以往的数学错题。"

我问把"害怕"画成大山的学生："这么高的山，应该很难征服吧？"学生回答："其实也还好，大部分时间我都能应付，每天爬一些，总会到达山顶的。"

我问把"害怕"画成大树的学生："土壤之于树木，还能让你联想到什么吗？""土壤能为树木提供营养。"我继续问："所以，看起来虽然考试让'害怕大树'越长越大，但似乎它也能够帮助你积累经验、积蓄力量？"学生回答："嗯，是的。"

我问把"害怕"画成小鸟的学生："'害怕小鸟'经常来干扰你吗？"学生回答："有的时候会干扰我，也许随着考试结束，它自己就会飞走了。"

这些对话让我们看到，通过外化的技术，学生们不再为自己因为考试"害怕"而感到羞愧，他们明白了原来绝大部分同学都和自己一样，他们听到了原来还有这么多不同的角度可以去看待自己的"害怕"。在这一刻，他们内在的动力也就被激活了。

再次回到前面的绘本故事，在小女孩感到孤独，躲在大如小山的"害怕"旁边的时候，一个穿绿衣服的小男孩总是在或近或远的地方，默默关注着她。小男孩的主动邀请让小女孩感受到新环境中的一份友好，虽然开始时"害怕"依然死命地拽住小女孩，企图阻止她和男孩进行交流,但随着小男孩不断伸出友谊的橄榄枝,小女孩最终勇敢地走出了"害怕"的限制。

对于小女孩来说,友情的力量是强大的,当她走出自己狭小的空间之后,那个原本强大、有力的"害怕"居然开始慢慢变小了,越变越小,从一个挡住小女孩和外界的"大山",变回了最初那般大小。当然,"害怕"也并没有消失,它依然经常趴在小女孩的肩头,并再一次成为了小女孩小小的朋友。而且在这些经历之后,小女孩还神奇地发现,班级中其他同学、马路上其他行人,每个人的身边,也都有一个和自己的"害怕"长得一样的朋友。

这个绘本用非常形象的方式告诉我们,儿童青少年内心"小小的害怕",会因为各种各样的事情而长大。但是温暖的友情、亲情可以帮助他们让"大大的害怕"变回"小小的害怕"。所以对于家长和教师来说,在帮助那些容易感到害怕的儿童青少年时,一方面要给予他们足够的爱和接纳,另一方面也要帮助他们构建一个可以对抗过度"害怕"的支持系统,帮助他们学会寻求帮助,学会结交朋友。

这个方法我也同样运用到了给学生的那节心理课中。在学生画出"害怕"的样子之后,我请他们假设"害怕"和"自己"各有一支战队,并且各自有若干队员。接下来就请学生找出"害怕战队"和"自己战队"的队员分别有哪些。这样做的目的是引导学生寻找更多的资源,来应对将来依然可能出现的"害怕"。之所以这样设计,也是基于心理咨询流派中叙事疗法的理念——"对于可能再次出现的问题进行预演",①让学生做好"害怕"会重返生活的心理准备。毕竟,我们不是要消灭"害怕",而是学会和"害怕"相处的方法。

在学生寻找队友的过程中,我也请学生思考:如果在两个战队中各选择一个对自己影响最大的队友,会选择谁? 这样做的目的,是引导学生找到对自己最关键、帮助最大的那个影响因素,进而探讨和"害怕"相处的方法。

学生们分享了很多,有的和他人的支持有关,如来自家人的鼓励、朋友的陪伴、老师的帮助等;有的和学习策略有关,如制定计划、充分复习、整理错题等;有的和心态调整有关,如通过运动、音乐、绘画、冥想等缓解紧张情绪。其实作为教师,我没有教给学生具体的方法,但学生却在自我帮助和互相帮助的过程中,找到了众多个性化的和害怕相处的方法,这些才是真正属于他们、对他们有效、让他们产生自主感的方法。

----

① 约翰·温斯类德,杰拉德·蒙克. 学校里的叙事治疗[M]. 曾立芳,译. 北京:中国轻工业出版社,2014:28—29.

在课程的最后，我也呈现了自己的"害怕"，以及"自己"和"害怕"之间的关系（图4－1，另见彩插）。希望通过教师的自我暴露，让学生了解到，每个人成长的过程中，"害怕"都会伴随左右，虽然有的时候它会变大，有的时候它会变小。不妨把我们自己看成是坐在驾驶座上的人，同时允许"害怕"坐在副驾驶座陪伴我们，它的存在可以提醒我们要安全驾驶，但我们也要记得给它打好安全带，不让它对我们造成过大的影响和干扰。希望每一个孩子，都能够握好自己的方向盘，向着未来美好的生活笃定前行。

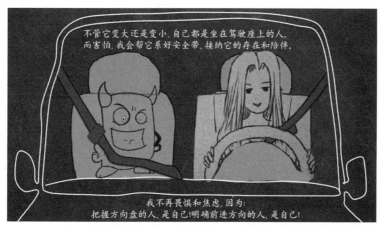

图4－1　和"害怕"相处

在这一节，主要介绍了如何通过"外化"的方式，帮助儿童青少年看见头脑中的"害怕"。在觉察之后，家长和教师还可以启动更多的做法，包括认知层面上"改变灾难化思维"和运用"可能性区域技术"，对自己所担心害怕的情况进行"风险评估"，也可以通过放松呼吸、放松身体和放松精神的方法来帮助他们平衡身体的应激反应（具体做法第三章第8节）。

家长采用积极的家庭教养方式

此外，和前面容易导致儿童过度担心和害怕的家庭教养行为相对应，家长也需要作出一些家庭教养方式上的积极调整，帮助他们减轻内心的负担。

- 行为鼓励：当儿童能够接受挑战、战胜害怕、走出哪怕一小步的时候，家长都要对他们的行为给予鼓励，即使只是部分成功，也要看到他们的努力和付出，给予真诚的认可和肯定。

- 管理好自己的情绪:家长要控制自己的情绪,不要把自身的害怕和焦虑平添到儿童青少年的焦虑中。

- 学会和孩子沟通:家长要尝试多理解孩子的感受,不要只是让孩子停止害怕,而是多表达对他们的感同身受:"要完成这件事对你来说真的不容易。""我知道你很担心……"让孩子知道自己不是一个人在面对恐惧。

对于本章第 2 节案例中的佳佳,家长和教师也需要在看见、接纳、理解她"害怕"的基础上,引导佳佳理性看待学校和课堂上的要求,同时给予她所需要的鼓励和支持。希望学校和家庭能够一起帮助那些被害怕心理过度困扰的孩子,让他们充满力量走进校园,满怀信心投入学习。

04

如果"讨厌"去上学

案例：学习真没劲

李老师是八年级 1 班的班主任，同时任教班级的数学。近两次的考试中，班级中很多同学的成绩都不够理想。而且不只是数学学科，其他学科也有类似的情况。和个别同学交流后，李老师发现学生中存在两种比较突出的现象。一部分成绩原本不错的学生，由于对自己的预期和要求都很高，感觉压力太大，有的学生甚至说自己就像一部"考试机器"，每天做题却不知道为了什么，认为"如果只是为了考试，学习真是太没劲了。"所以每当想到这些问题时，自己在课堂上就会不知不觉地就走神了。另外一部分则是成绩原本就比较落后的学生，随着学习内容和难度的增加，学习成绩一直不见起色，慢慢也就对自己失去了信心。每天浑浑噩噩地混日子，上课时经常"人在心不在"，对于老师讲的知识根本听不进去，课后完成作业时，也是一知半解、敷衍了事。

作为班主任，李老师是班级的组织者、管理者和引领者，她的优势不仅体现在对自己任教学科学生学习情况的掌握上，还体现在与各科任教师以及学生家长沟通交流的过程中。学生存在厌学情绪是学校教育中常见的问题，导致学生厌学的原因也是多方面的，因此不是单靠学校一方就可以解决的。教师和家长需要协同合作，了解儿童青少年的学习情况，及时掌握他们在学习中遇到的困难和产生的情绪，同时积极改进教育教学方式，多方共同激发儿童青少年的学习动机。

厌学的表现

厌学一般是指儿童青少年对学校的学习生活失去兴趣，产生厌倦情绪，对学习持冷漠甚至逃避的心理状态。具体表现为把学习看作负担，认为学习是一件痛苦的事情，不能正常地参与到学习活动中，严重的还会出现逃学、旷课甚至辍学的情况。

厌学心理的形成

有学者认为，厌学心理是逐步形成的，一般要经过四个阶段，分别是焦虑阶段、怀疑阶段、恐惧阶段和自卑阶段。[①]

焦虑阶段是指儿童青少年由于没有实现预定的目标而产生焦虑情绪。这里的预定目标包括：(1)学习的目标，如考试成绩；(2)在校的学习生活，如希望自己在课堂上得到教师和同学的尊重；在回答问题后，希望得到教师的肯定；在完成作业时，希望能够顺利地完成等。当这些目标不能实现时，儿童青少年就会产生焦虑、不安的情绪。但这时儿童青少年对学习仍有信心，而且我们知道适度的焦虑会带来一定的压力，而适当的压力又会转化为学习的动力，能够促使学生努力改变现状，在学习上取得进步。但焦虑程度如果过度，或持续不断、频繁地产生焦虑情绪，儿童青少年的压力就会过大，于是可能进入第二个阶段——怀疑阶段。

怀疑阶段是指儿童青少年由于在学习上多次失败，对自己或教师设定的学习目标常常不能实现，因此逐渐对自己的学习能力产生怀疑，但此时他们对学习仍未完全失去信心。在怀疑阶段，儿童青少年在学习中遭遇的每一次失败和挫折都会引发他们的情绪波动：一方面怀疑自己的学习能力，对学习失去兴趣，动力减退；另一方面，也会产生诸如不满、冷淡、敌视的情绪。这时，如果有学习成功的机会或经验出现，儿童青少年的学习信心会有所增加，但如果经过努力仍然不断地经历失败，那么他们就很可能进入第三个阶段——恐惧阶段。

恐惧阶段是指儿童青少年在学习上产生了明显的障碍，极度怀疑自己的学习能力，恐惧学习。表现为无法正常听课，一想到学习甚至出现头疼、胃疼等躯体症状。当

[①] 吴增强.班主任心理辅导实务[M].上海：华东师范大学出版社，2020：188—189.

儿童青少年内心对学习产生持续恐惧情绪，但又无法逃避学习时，他们的心理会进入第四个阶段——自卑阶段。

自卑阶段是指儿童青少年把学习上的失败全部归结于自己的学习能力低下，对学习彻底失去信心，甚至完全放弃学习。彻底的自卑对儿童青少年会产生极为不利的影响，不仅影响学习，还会影响他们在学校生活中的方方面面。

需要说明的是，并不是每个厌学的儿童青少年都会经历这四个阶段，因为每个人的学习经历不同，引发厌学的原因也不同。但不可否认的是，厌学是儿童青少年在学习过程中，逐渐形成的。

我们来看一位初中女生的案例，通过妈妈的诉说，我们可以看到这个女生是如何逐渐走向厌学、甚至拒绝上学的。

我女儿妞妞从小到大都很优秀。我记得她上幼儿园时，就经常得到小红花。直到现在我还记得她拿着贴满小红花的本子给我看。这让我也感到很骄傲，经常称赞她。不只是我们家里经常夸奖她，那时连幼儿园老师也经常夸赞她。我记得老师不止一次和我们说："你家女儿不仅聪明，而且自我管理能力也很强，这一点上就超越了很多小朋友。等她上学以后，一定能当班长、做学霸。"

果不其然，我女儿上了小学以后也深得老师喜欢，不仅做了班长，学习上也从来不用我们操心，每个学期都被评为"优秀学生"，家里现在还贴着她获奖的那些奖状。那时我们对她也很满意，因为她一直都能在学习上严格要求自己。我还记得她一年级学拼音的时候，如果一个字母写不好，整页纸都要撕掉重写。整个小学阶段的考试几乎每次都是 A＋，偶尔一次考不好，不用我们说，她自己就会自责、反思，然后更努力。虽然嘴上不说，但我心里一直觉得自己很幸运，生了一个天使宝宝。

但后来情况就不是这样了。上了初中以后，可能和她交往的朋友有关，有的孩子没那么上进，经常带着我女儿这里玩那里玩的，这孩子也变得越来越不让人省心了。其实，六年级的时候她还是要进步的，只是偶尔会因为生病不去学校，我才会给她请病假。我记得有一次她在医院挂盐水的时候，还特意让护士给自己的左手输液，说这样方便用右手继续看书写作业。所以就算生病，她的学习也基本没有被耽误。后来我听说老师还因为这个事情，当着全班同学的面表扬了她刻苦努力的学习精神。

这原本是个值得骄傲的事情，但我们也不知道为什么，我记得她当天放学回来还大哭了一场，说很多同学嘲笑她："生病了还努力学习，明明就是装出来的。"我们觉得是孩子之间的玩笑，也没太在意，只是提醒她别放松对自己的要求。可是到了七年级，她就开始隔三差五说身体不舒服要请假。再后来动不动就说要休息一天，不想去学校，甚至一到学校就说自己胸闷、头疼。

一开始我以为孩子真的生病了，虽然也担心她落下课程，但还是带着她跑了好几个医院，检查做了一大堆，都没有什么问题。也看了中医，吃了些中药，但都没效果。孩子也还是三天两头地不去学校。

看到她这个样子，我真是急得不得了。最近越来越过分了，这孩子已经待在家里两个星期了！而且我发现她不上学的时候也不像以前那么努力了，在家里就是刷手机，作业基本都不做。要知道这个时间别的孩子都在你追我赶地拼命学习，这样下去她和别人的差距就越来越远了。我实在着急得不行，怀疑她是手机成瘾才不去上学。也试着没收手机，拔掉网线，这孩子倒也不反抗，只是从玩手机变成了看电视、睡觉，但就是不学习。

我什么办法都想了，威逼利诱，软磨硬泡都没有用。上周她也信誓旦旦跟我保证下周一定去上学。但到了周一早上，又是一样地赖床不起。上周三我也硬是把她送到学校了，结果下午她就让老师打电话给我，说头晕恶心不舒服，让我接回家。

孩子爸爸在外地工作，一个月才回来两天，跟孩子的交流沟通也比较少。我们夫妻见面不多，但一见面也忍不住互相埋怨。但为了这个孩子，我真是该做的都做了，从小到大，大多数时间都是我在带她，为了能让她安心学习，在家里我几乎什么家务都不用她做，恨不得衣服都替她穿好，让她把时间省出来好好学习。

前一阵子我自己工作也很忙，但她变成这样后我只能请假在家照顾她。现在每天看到她在该上学的年纪却在家看电视，想到我从小把她养到大，投入那么多时间和金钱给她报各种辅导班、兴趣班培养她……我真是又生气又无奈。从小一直对她寄予厚望，但这样下去还有什么前途？而且我这样全身心扑在她身上，她爸爸还怪我没有管好孩子，那他自己又做了什么呢？现在我整个人都快崩溃了。

可以看到，案例中的妞妞在幼儿园和小学阶段的优异表现主要来源于外部的学习动机，包括家长的满意、老师的夸奖、考试的名次和获得的奖状等。但随着年龄的增长和学习挑战的增加,姐姐缺少来自学习本身的内部动机。父亲的作用缺失和母亲的焦虑情绪以及由此引发的家庭矛盾,也进一步加剧了姐姐的厌学情绪,她把这一切都归于自己的"无能"——自己的成绩不好,不仅没办法再让父母满意和骄傲,更没办法解决父母之间的关系冲突,从"自我怀疑"到"自我否定",姐姐内在的能量越来越小,逐渐对学习彻底失去信心,甚至完全放弃学习,深陷在厌学的"自卑阶段"难以自拔。

如同案例中的姐姐,很多不想上学的孩子,常常出现躯体不适,比如肚子疼、头疼、浑身冒汗、紧张发抖、恶心呕吐等等。家长带着孩子四处求医,却发现所有的身体检查都是健康正常的,但是孩子的痛苦又是那么真实,他们看起来真的无力再次走进校园。

特别对于那些一直以来都被当作"好孩子"的儿童青少年来说,"懂事""听话""自觉",是他们身上的标签。"好孩子"总是让家长和教师感到省心,所以对于一贯省心的父母来说,在接受"好孩子也会厌学"的现实时,是尤为困难的。面对曾经优秀的"好孩子",家长生气、失望、焦虑、着急,甚至觉得都是孩子懒惰、贪玩、意志力不强,于是拼命做孩子的思想工作,告诉他们学习的重要性,希望孩子努力克服这些,尽快回到学校中。

理解孩子的真实需要

其实此时家长最需要做的,是尝试去理解孩子的真实需要。比如上面的案例中,从姐姐的视角再现那些场景,就会看到女儿的心中也有很多不为妈妈所知的感受和想法:

> 幼儿园时期,当女儿拿着贴满小红花的本子给妈妈看,妈妈摸着女儿的头说:"我的宝贝可真棒!"此时女儿内心的声音告诉自己:"原来妈妈看到我的小红花这么开心,以后我要天天都得小红花。"
>
> 小学时期,邻居小凯的妈妈拉着小凯说:"你看人家姐姐,每次都考这么好,你学学人家!"小凯眼神复杂地看向姐姐。但妈妈却对女儿说:"不可以骄傲,骄傲使人退步!"此时女儿在心中默默地想:"真希望妈妈能夸夸我,上小学后妈妈经常不开心,一定是我还不够努力。"
>
> 某一天晚饭后,女儿要帮忙收拾碗筷,妈妈说:"放在那,妈妈来洗,你快去学习,别浪费时间!"此时女儿内心开始责怪自己:"妈妈已经把能替我做的都做好了,如果我连学习这一件事都做不好,就太没用了,太辜负她了。"

医院里,六年级的女儿让护士给自己左手输液,以便用右手做作业。此时女儿暗暗下定决心:"一定得抓紧写作业,要是写不完明天去学校被同学们看到了多丢人啊!而且妈妈看到我这么用功肯定很开心。"

初中阶段,女儿拿着试卷给妈妈,妈妈虽然没说什么,但看着试卷上的分数脸上满是失望。女儿默默地低下了头,心中不断责备自己:"我真是太没用了!"

……早上家中卧室里,女儿皱着眉头说:"妈妈我头有点痛,我想休息一天……"

妈妈:"是不是没睡好?你不是说今天要讲新课么?不去能行么?"

女儿心中感到纠结难受:"妈妈好像有些不高兴,而且今天上午都是主科课,数学老师说今天要讲新的知识点的……但是我真的好累!头好疼!我不想面对这些了!"

不去学校的时候,女儿呆坐在沙发上,手里拿着手机,心思却飘忽不定:"现在,虽然我不去学校,但是心里一点也不开心,也不觉得放松,我不想学习,我害怕努力了但是没有好结果,我知道自己已经不再优秀了,也不知道未来该怎么办。但我心里也放不下,我知道每少上一天学我就会少学一些,成绩就会越退步,妈妈就会越失望……为了逃避这么多的烦恼,我只能把自己沉溺到手机、电视中,或者一直睡着不要醒来才好,毕竟梦里不会这么辛苦……"

家长也许不知道,原来厌学的儿童青少年心里,也有着沉重的负担。面对厌学的孩子,家长首先需要作一些积极的调整,对于妞妞的家庭,建议尝试以下几点。

1. 家长主动调节自身情绪,不把自己的焦虑施加到孩子身上。

家长学会处理自身的焦虑情绪是帮助厌学儿童青少年的重要一步。特别对于懂事、总为他人着想的"好孩子"来说,家长的焦虑和担忧会进一步加重他们内心的负担。家长可以通过向信任的人倾诉、转移注意力等方式调节自身情绪。

2. 理性接纳厌学现状,理解孩子的痛苦。

在面对厌学拒学的儿童青少年时,家长往往会为了让他们上学,尝试各种方法。但在这个时候,父母不当的做法会激化、强化孩子的痛苦,把问题推向反面,不利于问题的解决。所以,以下的负面语言清单,是家长要尽量避免的:

"只有好好学习,将来才能有个好工作!"

"你这个孩子,就是不够坚强、不愿意面对问题。"

"上学这么简单的事你都做不了，将来你可怎么办？"

"整天无精打采、哈欠连天，简直就是颓废不堪。"

"我看你根本没什么问题，就是逃避，一遇到困难就逃避。"

"马上要中考/高考了，每天不上学，除了睡觉就是玩手机，别人都在努力学习，你一点都不急怎么行呢？"

一切合作都是要以信任为前提的。家长需要先真诚地接纳孩子的情绪，让孩子感到家长是发自内心地想要帮助他/她，理解他/她的需要。否则，一旦孩子觉得这些行为都是父母为了让他/她上学所表现出来的"缓兵之计"，复学之路就会变得更加困难。只有孩子认为得到了父母充足的接纳以及足够的信任时，才能够通过与外界的互动获得能量，厘清内心的情绪和想法。当孩子发现自己不再需要通过身体来表达内心的不适，来获得喘息的空间，即使自己不生病，身边的人也会理解和允许他们时，他们那些在医院难以查明的身体病痛感，也就随之消失了。

家长可以通过以下这些方式的表达，让孩子感受到一份接纳和支持：

表达对孩子的理解："面对这么大的学习压力，你真的很不容易。"

表达对孩子的赞许："即使这么难，你也没有真正放弃，这是妈妈最欣慰的地方。"

表达对孩子的信任："虽然现在没有办法去学校，但在家里你还能坚持规律作息，爸爸相信问题总会得到解决的。"

3. 具体分析孩子厌学的原因，帮助孩子解决问题。

家长可以静下心来慢慢听孩子讲，了解孩子内心的诉求。明白他/她不想去学校的原因：比如是在学校有难以处理的负面情绪？还是担心老师的评价？是害怕和同学交往，担心被人欺负？还是因为学习任务太难、压力太大无法应对？在了解了具体原因后，家长才可以有针对性地和孩子探讨解决问题的方式方法。

家长可以把孩子的厌学行为，看作是家庭成员共同成长的契机。在共同面对和解决这一困难的时候，家庭成员要学着在彼此沟通的过程中，学会互相尊重，在作决定、做事情之前学会询问彼此的意见、共同商量决定。让孩子既有机会表达自己、不过度压抑内心需要，但同时也能学会不完全放纵自己，能对自己的行为有所控制，学着在不同选择之间找到平衡。

4. 形成亲子合作联盟，家庭成员共同面对挑战。

父母在孩子的成长中都有着不可替代的作用，任何一方的缺失对于儿童青少年来说都极为不利。建立积极的亲子关系需要父母双方的积极投入，尤其是父亲，要回归家庭教育，建立权威，设置挑战，让孩子从中获得成长。孩子得到母亲的温暖和接纳，会产生满满的安全感；而在父亲这里面对权威的经历，则可以帮助孩子建立面对挑战的勇气和自信，为适应未来真实的社会环境作好内在的准备。

5. 培养学习以外的乐趣，家庭成员共同成长。

把学习成绩作为评价孩子表现的唯一标准，会给孩子带来无处排遣的慢性压力。同样，帮孩子把一切安排好，一切为学习让路的做法，也不会减轻孩子的压力，反而容易让孩子丧失对生活的掌控感。家长应该允许孩子拥有一些无聊、发呆、瞎玩的时间；允许他们有时间从压力中恢复过来、有机会探索热爱的事情。家庭成员可以多规划一起外出的活动，并且鼓励孩子提出自己的想法，让孩子对自己的生活有一定的控制感，允许他们在一定范围内作选择、作决定。

厌学不是孩子一个人的问题，而是整个家庭的困境。这种困境既是痛苦的，也是充满生机的，它在呼唤家庭中生出更多的爱，更多的力量。

05

脑视角下的"厌学"

在人类进化的过程中，人脑天然会接近"奖赏"，远离"威胁"。这里的"奖赏"并不是外在的物质奖励，而是我们内心的感受。当自主感、胜任感和归属感得到增强的时候，对于人脑来说就是一种奖赏，此时脑会开启好奇、开放的状态，从而促进学习和思考的发生。相反，当一个人总是处于被控制的状态，总是怀疑自己的能力或者缺乏良好的亲子关系、同伴关系、师生关系的支撑时，脑感受到的就是"威胁"，于是开启一种焦虑、恐惧的状态，时刻想要逃离，此时大脑前额皮层的活跃程度就会降低，进行思考活动或者创造活动的效率也会随之降低。

帮助儿童青少年建立自主感

随着儿童青少年年龄的增长，他们对于自主的需求也越来越高。这份自主感会驱动儿童青少年自愿投入到自己的选择中，而不是为了获得外在的奖励，或者避免外在的惩罚。但很多时候，父母会忍不住给孩子建议："××的习惯不好，不要和他做朋友。""做那些有什么用？赶紧去写作业。""听我的不会错，我都是为了你好。"要知道，家长给出这些建议时，也正是孩子自主感被削弱的时候，于是他们不仅不会感念家长的用心，反而产生了强烈的被控制和被威胁的感觉。由于人脑天然会远离威胁，所以接下来，无论是多么有道理的话语，孩子都会选择屏蔽，更不要说按照那些建议付诸行动了。因此，家长需要给儿童青少年一些自主决定的空间，让他有自己可以选择的掌控感。

当然,建立儿童青少年的自主感并不是对他们放任不管。家长可以在不违背原则的基础上,尽量让孩子自己作决定,或者尽量多给出一些选项和方案,让他们自主选择。虽然有些时候由于能力所限,孩子自主做出的决定也许不够完美,但家长要努力处理好自己的焦虑,允许并且鼓励孩子去处理应该承担的后果。随着他们作出选择的经验不断丰富,他们作选择的能力也会不断得到锻炼和提高。

帮助儿童青少年建立胜任感

所谓胜任感,就是战胜挑战的信心。这种信心并不完全等同于把事情做好的能力,而是一种认为自己能够完成任务的信念,心理学上也将其称为自我效能感。这是由班杜拉在 20 世纪 70 年代提出的概念,指一个人对自己在组织、执行行动、达到目标的过程中,对自己是否有能力达成目标的自信程度。

选择难度适当的任务,有助于帮助儿童青少年建立胜任感。当任务太过容易时,孩子就会觉得没意思;但如果过于困难,他们也会因为能力无法达到而崩溃放弃。那些稍微有一点难,但跳一跳可以够得着的任务,通常更加能够调动孩子的积极性,帮助他们建立内在的胜任感。

积极心理学中把这个"跳一跳就能够到"的状态,称之为能够激发"心流"的状态。心流,是指当所面临的挑战与能力恰好吻合时所产生的最佳体验,比如有的孩子投入在一本英文小说的阅读中,或者投入在物理实验操作中,甚至觉察不到时间的流逝。家长和教师要帮助儿童青少年建立起对自身能力的认识,这种认识一方面源自外界给予孩子积极正面的反馈,因为来自他人的反馈本身就是一种激发学习动机的行为,特别是来自权威(家长和教师)和同伴的反馈,能够帮助儿童青少年审视自己学习活动的进程,及时发现问题,明确未来前进方向;另一方面,也源自孩子内在的自我反馈机制,其实,当自我胜任感提升的时候,大部分孩子会很乐意让自己获得改进,记录"成功日记"就是非常推荐的方法。

做法很简单,给孩子一个空白的练习册或者日记本作为自己的"成功日记",然后鼓励他们每天记录至少五条做成功的事情。开始时孩子可能有些拒绝,会觉得这个记录没有用、浪费时间,甚至觉得自己根本没有什么所谓成功的事情可以记录。家长可以告诉他们,这里的"成功"未必是多么宏大的成就,生活和学习中点点滴滴的小成就都可以记录下来,比如"今天解决了一道数学难题""今天主动和朋友沟通,化解了之前的误会""今天收拾了自己的书桌,写作业的时候心情更好了""今天按照约定控制了手机使用时间""今天做到了十点半上床睡觉"等等。重要的不是成就有多大,而是每天坚持去找到并记录这些成功时刻。这些看似不重要的记录,其实都在告诉孩子:你曾经成功过!随着记录得越来越多,他们内在的胜任感也会越来越强。

在未来遇到困难、挫折、失败甚至自我怀疑的时候,儿童青少年也许会再次陷入对未来不确定性的恐慌中,特别是对失败可能性的过度想象中。但"成功日记"会帮助他们把注意力转移到积极的体验上,翻看这些成功日记,就会从过去的成功时刻中找到自己能够达成目标的依据,从而帮助自己克服畏惧,积极行动起来。

帮助孩子建立归属感

当儿童青少年感觉到自己是被关心、被关爱的时候,当他们可以感受到周围人对自己传递出的无条件的接纳时,他们就会告诉自己"我的父母关心的是我,而不是我考了多少分""我的老师想要帮助我,而不是嘲笑我""我有一帮和我一样的朋友,他们会和我一起并肩作战。"相反,一个缺少家庭支持、老师理解和同伴认同的孩子,几乎没有力量走进课堂投入学习。可以说,在为孩子带来归属感的人际关系中,积极的亲子关系是基石,平等尊重的师生关系和相互支持的同伴关系是两翼,家长和教师要帮助让孩子在家庭中体验到爱与信任,帮助他们建立和谐的师生关系和同伴关系,强化其内心的安全感,增加其应对学习和生活挑战的心理资源。

以本章第 4 节中李老师班级里那些总是在学习中受挫的学生为例,想要帮助他们建立归属感,家长或者教师可以尝试这样表达支持:"我知道你对自己的分数可能很不满意,我也知道你曾经尝试付出努力,如果你需要的话,我很愿意和你聊聊,让我们一起看看怎么做可以帮到你,相信一定有办法可以作些改进的。"这样一段话,首先传达了一份接纳,让学生可以和自己建立情感上的连接,从而帮助他们建立归属感和安全感;其次告诉孩子一定还有可以提高的空间和方法,也有助于帮助他们构建内在的胜任感;当然,是否要去做进一步的探讨,决定权也留给了孩子,"如果你需要的话……",给孩子留下了自主作选择的空间,有助于激发他们的自主感,从而作出为自己负责的决定和行动。

06

激发内在的学习动机

我们了解到，不管是"好孩子"还是"坏孩子"，留在家中动弹不了的儿童青少年，因为缺少内在动力，所以暂时难以找到解决问题的办法。前面几节从不同角度介绍了帮助他们的方法，但其实这些方法都有一个共同的出发点——从激发儿童青少年的内在动机着手，去调动他们主导自己学习和人生的积极性。

丹尼尔·平克被誉为全球最有影响力的商业思想家之一，他在代表作《驱动力》一书中指出，调动积极性的第一种驱动力是和基本的生存需要有关的生物性驱动力，比如吃饱喝足穿暖等；第二种驱动力是我们前面提到过的外在动力，比较形象的说法就是"胡萝卜加大棒"，"胡萝卜"代表的是奖励，包括物质奖励、口头奖励等等；"大棒"代表的是惩罚，包括批评、指责、剥夺某些权利等等，这些都是我们在激励儿童青少年时经常会用到的。但就像案例中妞妞妈妈所经历的，"胡萝卜"和"大棒"在某些时候的确很有效，但仅靠它们却不能一直有效。

如果儿童青少年的学习完全是为了获得外在的奖励，结果就是，随着人脑奖赏系统对于奖励的需求不断增加，他们越来越期待更多更好的奖励，而在失去这些奖励的时候，似乎他们也就失去了学习和行动的必要。在一项研究中，科学家把儿童分成了三组，让他们自由地画画。[1] 第一组儿童很明确地知道，自己会在画完之后拿到奖状；第二组儿童不知道会有奖状，但如果他们画完了，也会"意外"地拿到奖状；第三组儿童则不知道有奖状这回事，他们画与不画都不会拿到奖状。两周之后再次进行实验时，

---

[1] 丹尼尔·平克. 驱动力[M]. 龚怡屏，译. 北京：中国人民大学出版社，2012：47—49.

三组儿童对画画这件事有了不同的反应：当研究人员在房间里摆好纸和笔之后，第二组和第三组儿童跟之前一样开心投入地画画，但第一组儿童则没有那么投入，他们画画的时间少了很多。要知道，第一组可是获得奖状的儿童，为什么奖励对他们没有作用了呢？

其实，不光是儿童，成年人也是如此，当兴趣和获得某项奖励建立联系之后，它所带来的乐趣似乎就没那么纯粹了。当然，破坏兴趣的不一定是"奖励"本身，但在"如果……那么"的情况下，外在物质奖励就容易产生负面作用。比如，告诉害怕学数学的儿童："如果你做完一页数学练习题，那么就奖励你十块钱。"短期内也许有效，但长远来看会让儿童更加失去学习数学的兴趣。

惩罚也是如此。"如果没有完成作业，那么就不能看喜欢的漫画书。""如果考试成绩退步，那么就取消周末外出游玩的安排。"这些惩罚在初期也许能起到一定的督促作用。但长此以往，就会让儿童觉得，反正不可能做自己喜欢的事情，干脆就不看漫画书，也不出去玩，这些都无所谓了。于是，原本想要调动孩子积极性的"大棒"，反而磨蚀了他们的积极性。其实，总是通过惩罚去激励儿童，背后隐含的前提假设往往是"儿童本质上是懒惰的""儿童是缺乏自主性的""如果不惩罚他、吓唬他们，他们就会安于现状，不思进取"。显然，如果一直秉持这种想法，就会真的塑造出"懒惰""不思进取""无法掌控自己"的儿童。而想要调动儿童青少年的好奇心、创造性，希望他们能够全身心投入到新知识和新技能的学习中，就需要我们调动他们的第三种驱动力。

第三种驱动力的发现和一个有趣的实验有关。早在 20 世纪 40 年代，威斯康辛大学的心理学教授哈利·哈洛（Harry F. Harlow）和他的团队对恒河猴做过一个有关学习行为的实验。[①] 他把八只猴子放在一个笼子里面，同时还放了一个简单的装置，只要拉出立销，掀起盖子，就能打开，这个装置类似于我们传统带立销的门锁。虽然我们看起来很简单，可是对这些猴子来说却没那么容易了。让研究者惊讶的是，虽然没有任何指示和要求，但这些猴子很快就开始琢磨这个装置了，而且不仅专心致志，还有一股不解开锁誓不罢休的派头。等到两周后，研究者发现猴子们已经能够非常熟练地打开这个装置了，大部分时候甚至在一分钟内就能打开。

让研究人员好奇的，并不是猴子是怎么学会打开装置的，而是它们为什么要钻研如何打开这个东西？从已知的两种驱动力来看，显然猴子不是受第一种生物学驱动力

---

① 丹尼尔·平克. 驱动力[M]. 龚怡屏，译. 北京：中国人民大学出版社，2012：2—4.

影响，因为解开这个装置不会给他们带来食物和水；而且打开之后既没有奖励也没有惩罚，也就是说不存在第二种外在动机的驱动力，对此哈洛团队也百思不得其解。直到他们大胆提出一个新的假设，即在没有外部诱因的情况下，也有一种驱动力能够促使学习的发生，并维持学习的效果，这就是第三种驱动力——完成某项任务的愉悦感，一种内在奖励。也就是说，猴子们执着于打开装置就是因为它们觉得好玩儿，打开之后感受到的那份愉悦感就是它们需要的奖励。我们内心想要把事情做好的欲望，就是内在的驱动力。

那么，是否有办法帮助儿童青少年建立起内在动机，让他们发自内心渴望学习，让学习本身变成为孩子带来愉悦感的事情呢？答案是肯定的。当家长和教师帮助孩子建立起自主感、胜任感和归属感的时候，也就点燃了他们内在成长的自驱力。

在儿童青少年成长的过程中，家长和教师是养育者、教育者、陪伴者……但在激发儿童青少年内在动机的过程中，我们还可以给自己增加一个"教练"的角色。

所谓"教练"，就是会教给"运动员"战术和战略，但要靠"运动员"自己上场参加比赛；

所谓"教练"，就是做好自己的工作，不对"运动员"的日常行为过度控制；

所谓"教练"，就是明明知道训练会让肌肉酸痛，但依然鼓励"运动员"："加油，再来！"

当运动员因为痛苦想要放弃的时候，一个伟大的教练会找到101种方式来表达"我相信你可以"。我们知道成长中有些痛苦不可避免，但我们也应该相信儿童青少年能够应对那些挑战，我们更应该支持他们在逆境中继续前行，愿我们都可以成为持续为他们加油、呐喊的人。

| 第五章 |
脑视角下的学习困难

以往的研究发现学习困难和人脑某些结构的差异有关,包括某些脑区发育迟缓或左右脑连接方式存在异常等。但随着研究的不断深入,越来越多的学者不再把学习困难看作一种障碍,而是将其看作一种不同类型大脑主导下采用的不同学习方式。由于学习困难普遍被认为和智力水平无关,因此即便部分人存在这方面的困扰,他们成年后依然能够在不同领域取得成功。本章将介绍儿童青少年阅读、书写、写作和计算等能力的发展、可能存在的困难以及相应的辅导方法。

01

脑视角下的阅读能力

阅读对儿童青少年成长的重要性不言而喻,阅读不仅能够帮助他们拓展视野,学习新知识,还有助于促进思维发展,增加情感体验。此外,阅读能力的提升对于理解各学科知识也非常重要。

阅读可以分为四个层次。[①] 随着儿童青少年年龄的增长,他们在阅读中的层次也应该相应提升。如果把阅读看作认字,或者只是把书上的字读出来,那么这仅仅是阅读的第一个层次,我们称之为基础阅读;第二个层次的阅读是审查式阅读,具体是指鼓励儿童以"审查者"的角色,对所阅读的内容进行评价。比如在他们读完一本书之后,可以让他们从趣味性、知识性、可读性和挑战性等方面,和朋友、家长或教师交流自己的想法,简洁清晰地说明这本书有趣或者无趣的原因。"好书分享会"就是一个不错的方式,家长和教师可以鼓励儿童和同伴、朋友一起挑选喜欢的书,家长和教师也可以适时参与其中,每个人尝试说明或阐释:为什么自己选择的书更有价值? 通过这样的方式能够有效激励儿童主动发现好书。

儿童青少年在语文课上所做的阅读理解,可以称之为阅读的第三个层次——分析阅读。分析阅读需要他们在阅读一篇文章之后作深入的分析,包括提炼文章的中心思想、用精练的语言叙述主题、拆解文章的段落结构、了解不同段落之间的关系、概括文章带给自己的启示等。

阅读的第四个层次也是阅读的最高层次,称为比较阅读。在儿童青少年能够进行

① 杨滢. 让孩子受益一生的大脑开发课[M]. 海口:海南出版社,2021:120—121.

分析阅读之后，可以尝试鼓励他们对同一主题的不同文章或书籍进行对比，通过比较不同作者的观点和想法，他们就可以对这个主题得出更加客观的结论，产生更加全面的认识。于是，阅读的作用也就从了解某个主题，逐渐扩展到了解某个领域的知识和理论。

前两个层次的阅读相对容易，也是阅读能力发展的基础阶段。后两个层次的阅读，对孩子的阅读能力提出了更高的要求，当然在这种阅读训练之下，儿童青少年的脑会得到更多训练，他们也更加能够体会到阅读的乐趣和学习的成就感。

大脑的阅读网络

其实，回看人类发展的历史，阅读依然是一种相对较新的能力——大约有5000年的历史。5000年后的今天，我们希望儿童青少年都可以有优秀的阅读能力，比如从入学开始，我们就期待一年级的儿童能够很快明白构成字母或者文字的字形、语音、语义，并掌握它们之间的对应关系。

要做到这一点，大脑必须依靠特定的神经网络，例如视觉、听觉、语言理解、语言表达、注意以及专注力等等。从图5-1（彩图参见书前插页）上，我们看到参与阅读过程的大脑区域包括：注意、专注力、记忆以及思维等区域（红色），视觉区域（绿色），语言区域（浅蓝色），涉及听力的深蓝色区域，以及与创造意义有关的黄色区域等。[1]

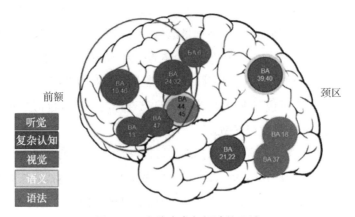

图5-1　大脑中参与阅读的区域

---

[1] Horowitz-Kraus, T., Hutton, J. S.. From emergent literacy to reading: how learning to read changes a child's brain [J]. Acta Paediatr. 2015,104:648-56.

通过使用功能磁共振成像（fMRI）对 5 岁儿童进行观察，研究人员发现当儿童听故事时，与语言和理解相关的大脑区域以及涉及视觉的区域都是活跃的。① 虽然儿童并没有看到任何东西，但他们大脑的视觉区域却是活跃的，这说明儿童在听故事时，大脑对于听到的文字信息进行处理，让信息被不断延展，于是激发了他们的想象力。这些儿童听故事期间用于"想象"的大脑区域（图 5-1 中的绿色区域），在他们长大之后被证实用于阅读单词。这就是为什么脑科学家会强调在年幼时甚至在学习阅读之前，就要开始经常给孩子讲故事听。

研究发现，儿童的大脑大概在五岁左右就会启动这些神经网络，而且还需要在恰当的时间发展这些阅读网络（reading network），也就是通过不断的阅读持续激活这些大脑区域。

网络阅读与纸质阅读

随着信息技术的发展，儿童青少年很容易通过网络上搜索获取知识，从而代替通过阅读（比如翻阅百科全书）来增长知识。网络的确更加便利，但从脑发育的角度来看，却未必有益。

科学家们研究了 19 名 8—12 岁说英语的健康儿童，通过功能磁共振成像（fMRI）扫描来观察他们执行涉及视觉、注意、语言处理等任务时大脑哪些区域被激活。② 完成扫描后，儿童被问到他们在一周内花了多少时间用于使用屏幕（包括手机或平板电脑、看电影或电视）以及他们花多少时间阅读（包括报纸、书籍和任何其他阅读材料）。研究人员对这些数据进行了数学分析，来了解屏幕时间和阅读时间不同时，和语言、注意、记忆以及视觉相关的大脑区域的激活情况。

图 5-2（另见彩插）中 A 代表有更长阅读时间的这组儿童的情况，黑圈表示负责阅读单词的大脑区域，其与负责注意、专注力、视觉和语言的其他区域（红色圆圈）之间的连接更强；B 表示较长屏幕使用时间的一组，他们则表现出阅读区域（黑色圆圈）和

① Horowitz-Kraus，T.，Vannest，J. J.，and Holland，S. K.. Overlapping neural circuitry for narrative comprehension and proficient reading in children and adolescents [J]. Neuropsychologia，2013，51：2651 – 2662.
② Horowitz-Kraus，T.，and Hutton，J. S.. Brain connectivity in children is increased by the time they spend reading books and decreased by the length of exposure to screen-based media [J]. Acta Paediatr. 2018，107：685 – 693.

负责注意、专注力、视觉和语言等能力区域（蓝色圆圈）之间的消极连接，也就是说这些脑区之间的联系不够协调。

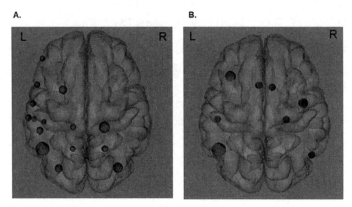

图 5-2　阅读和屏幕时间与大脑的连接（字母 L 和 R 表示大脑左右两侧）

换句话说，儿童青少年花在读书上的时间越多，单词阅读区域与参与学习和阅读过程的，负责视觉、语言、注意和专注力的其他大脑区域的协调度就越高；屏幕曝光时间越长，负责阅读单词的大脑区域与这些脑区的协调程度越低。

我们知道无论是成年人还是儿童，电子屏幕使用的时间较以往都在增加，同时增加的，还有由于注意和专注力困难或阅读障碍而导致学习困难的儿童数量。虽然相关研究领域目前还不清楚这两件事情是否相关，也不清楚有学习困难的儿童的大脑活动是否因接触屏幕而发生变化。但可以确认的是，纸质书籍的阅读，对于儿童青少年的大脑活动有积极的影响。也就是说，如果儿童青少年不可避免要接触电子屏幕，家长和教师需要提醒他们，不要因为使用电子产品而放弃书籍阅读。阅读书籍、故事、在线下玩一些具有挑战性的思考游戏，对于提高阅读和学习能力依然非常重要。

02

阅读困难和辅导方法

案例：读不懂的文章

小琪是一位备受学习困扰的三年级男生，他对学校的感受有些复杂：一方面，他挺喜欢学校的，因为在学校他有很多擅长的事情，比如运动、帮助别人、玩棋盘游戏、画画、交朋友等等；另一方面，他又常常感到困惑，因为阅读方面他却总是做不好，比如他觉得阅读文章特别难，虽然字他都认识，可是字连成词，就不知道该怎么读了。有的时候他自己可以读出词语，可是词语连成句子，自己又不明白是什么意思了。

在某些情况下，如果阅读网络没有正常地投入工作，儿童青少年可能就会出现阅读方面的困难，表现为在需要准确或快速阅读时存在困难，而这很可能让他们无法正确理解所读内容、或者无法正确拼写单词和词语。有阅读困难的儿童青少年甚至成人的大脑活动与擅长阅读的人不同，他们大脑中负责视觉和识别单词的区域[1]以及阅读时负责注意和错误识别的区域[2]活动较低。

阅读困难的儿童存在口语、阅读、书面语言上的问题，具体表现在这样一些方面：朗读或写字时，顺序颠倒；大声朗读时常常漏字或反复读错字，但是自己浑然不觉；朗

---

[1] Olulade, O. A., Flowers, D. L., Napoliello, E. M., and Eden, G. F.. Developmental differences for word processing in the ventral stream [J]. Brain Lang. 2013. 125:134 - 45.

[2] Horowitz-Kraus, T., Breznitz, Z.. Can reading rate acceleration improve error monitoring and cognitive abilities underlying reading in adolescents with reading difficulties and in typical readers? [J]. Brain Res. 2014,1544:1 - 14.

读时有严重的口吃,无法读完一篇短课文;不敢大声朗读,很害怕自己会闹笑话;没有办法准确、迅速、清楚地发音或者模仿教师的发音等等。通常男生会更多地被诊断出这类问题,但正是由于女生相对更具有语言优势,也导致家长和教师会在一定程度上忽视阅读困难对女生造成的困扰。其实,在现实生活中,女生和男生一样,都可能遇到阅读方面的挑战和困难。当然,相关的研究表明,即使在阅读方面存在困难,但其中大多数人是能够学习的,只是学习方式不同。[①] 教师在学校、家长在家中都可以通过一些辅导策略,来帮助有阅读困难的儿童。

在学校里,在对有阅读困难的学生进行个别化辅导时,一方面需要任课教师和学校特教教师进行合作,为这些学生营造一个有利于成长的学习环境;另一方面也要向学生传递积极的信念——让他们明白自己是具有学习能力的,只不过需要采用的学习方式和其他同学不太一样。另外,许多非常优秀的人都存在阅读困难,比如丘吉尔、爱迪生、迪士尼等等,通过引导学生阅读这些名人的个人传记,让学生了解他们克服困难的经历,将有助于增强这些学生应对自身学习问题的信心。之前案例中的小琪在老师的鼓励下,非常积极地应对着自己遇到的挑战:比如老师告诉他,阅读中有不懂的时候,要主动举手寻求老师的帮助,学校的特教老师也会为他提供必要的帮助。他也逐渐相信自己的学习困难只是说明自己学习方式和别人不一样,并不代表自己比其他人笨。

当孩子存在学习困难时,家长也会普遍地出现焦虑情绪。家长在处理自己情绪的同时,还要积极地寻找适合孩子的学习方法,来帮助他们渡过难关。比如,家长可以多花一些时间和孩子一起阅读,在阅读过程中,当出现一些比较高频的词语、孩子能够轻易认出的时候,就请孩子来读,当遇到比较难的词语时,就请家长来帮忙读;在故事情节发展的过程中,家长可以停下来问一问孩子:"你觉得接下来会发生什么?"这样的问话,可以帮助孩子利用上下文,来提高理解能力。如果孩子的回答和故事情节发展完全没有关系,也请家长先不要着急,不要试图去纠正,而是可以换一个方式,比如告诉孩子"我们一起来看看接下来发生了什么?"然后继续阅读。过一会儿,等孩子弄明白故事结构了,家长还可以试着编一个特别离谱的结尾,看看孩子会不会来纠正家长。在这个过程中,我们可以看到孩子理解能力的变化。另外,阅读的过程中,家长也可以让孩子想象故事发生的画面,就像想象电影画面一样,来帮助他们加强理

[①] 大卫·苏泽等. 教育与脑神经科学[M]. 方彤,黄欢,王东杰,译. 上海:华东师范大学出版社,2013:130—134.

解。案例中的小琪在家中也和父母一起做了很多积极的尝试,起到了不错的效果,比如他经常通过听录音来确认文字的发音;和爸爸妈妈一起读书来提高自己的阅读和理解能力;把故事情节简单地写在卡片上,和爸爸妈妈一起通过卡片的提醒来复述故事等等。

03

脑视角下的写作能力

书写和写作是儿童青少年在学校学习中重要的学习任务之一,也是常常让他们感到头疼的学习任务之一。头疼的原因在于写作需要调动记忆、情感、动作、思维等各项脑功能,其复杂性让儿童经常提起笔来却不知该从何写起。万事开头难,教师和家长需要提醒儿童的是,不要在写作最开始的时候,就给自己提出过于苛刻的要求,要知道,完成胜过完美,好文章是不断修改出来的。所以解决这个困难的方法之一,就是先快速写出初稿,有了初稿,就可以慢慢打磨。而这个打磨的过程,也会随着练习的增加,变得越来越熟练,反过来让"初稿"的质量越来越好,打磨的难度越来越低。

快速写作的关键可以用八个字来概括,那就是"从大到小,从小到大"。所谓"从大到小",指的是把"写一篇作文"的大任务拆解成"写几个小部分"甚至只写一些和主题有关的"关键词";所谓"从小到大"则是把这些"小部分"组合起来,把"关键词"扩充开来,形成大文章。通过这样的拆解和重组,人脑承担的多重任务就被分解掉了,所以完成的难度也就降低了。其实这也是著名的电影导演大卫·林奇在构建故事时的做法:每当开始构建一个新的电影故事时,他都会拿出一些空白卡片,在每个卡片上写下一些句子或者有趣的小故事;当所有想法都写在卡片上时,再重新摆放卡片的位置,自己观察,建立联系,从而把它们变成一个故事。

04

写作困难和辅导方法

案例：写不出的"想法"

和小琪遇到的困难不同，女生小媛写字时总是出错，经常多一笔或者少一笔。另外，小媛还很难完成写作的任务，虽然感觉脑子里好像有一箩筐的好点子，但就是写不出来。现在只要老师布置写话、日记、作文这一类的写作任务，小媛就担心得不得了。

完成写作任务并不容易，尤其是那些在书写方面存在困难的学生。就像小媛一样，受到书写困难困扰的学生，常常难以把获得的知识和信息进行外显，主要的表现有：写字速度慢，字迹潦草，难以辨认；难以把想法变成文字，难以组织写作的思路；文字表达远远落后于口头表达；很难学会写字和语法，标点符号经常用错；不擅长写字，一写字就感到厌倦等等。一般来说，书写需要动用复杂的视觉、运动和信息处理机能，这些能力发育不足容易导致孩子书写时出错。而书写方面的困难又导致了他们在写作方面的困难。

在学校里，对于有书写困难的学生群体，教师可以通过个别化辅导和训练来帮助他们克服困难：比如进行 1 对 1 的写字教学；从记录简短的笔记或抄写布置的作业题目开始，进行书写技能的训练；帮助有书写困难的学生，利用提纲或写作格式规范写作行为，来确保他们在进行写作的时候，可以保持清晰的思路等等。另外，来自临床的证据表明，书写困难常常和孩子的注意力不足有关，[①]也就是说，注意力无法集中，使得

---

① 姜稳,宋以玲,任园春,吉宁.注意缺陷多动障碍合并书写障碍儿童运动干预及效果的个案研究[J].中国儿童保健杂志.2022,30(12):125—129.

他们没有办法听清楚老师的书写要求。因此，配合注意力训练，能够更好地帮助他们克服书写中遇到的困难。

"从大到小、从小到大"的方法对于有书写困难的儿童来说同样适用，必要时可以降低难度后再操作。比如在家中，家长可以通过"代写作文"的方式帮助儿童。对于很多教师和家长来说，可能会担心如果帮助儿童写作，那么他们就失去了锻炼写作能力的机会。其实，"代写"只是写下儿童口述的内容，之所以这样做，是让儿童首先能够参与到写作中，并且意识到他们在写作过程中遇到的困难，是可以克服的。

比如，在进行写作之前，家长可以和孩子一起头脑风暴，确定一个话题。等主话题有了之后，再和孩子来一轮头脑风暴，定下几个子话题。举个例子来说，如果主话题是动物园，那么子话题可以是动物园在哪里，动物园里有多少动物，游客能看到哪些动物等等。把这些子话题涉及的关键词分别写在卡片上，每张卡片写一两个关键词就可以。然后，让孩子以他/她想要的、最有逻辑的方式，把这些卡片进行排序。接下来，请孩子看着每张卡片，分别根据内容口述一句话，由家长代为写下每句话。最后，在写出完整的故事后，家长可以和孩子一起检查一下写作内容和标点符号。这样的写作策略可以有效地帮助孩子明确写作思路，随着孩子年纪的增长和能力的完善，其自主进行写作的水平也会逐渐提高。

案例中有书写困难的小媛尝试了这种方法。她学着在写作之前把自己心中好的想法，用关键词写下来，然后尝试用这些好的想法造句，并请爸爸妈妈帮她写下来，经过一段时间的练习，她已经可以很快地完成作业，作文也写得比以前更长、更精彩了。

05

脑视角下的计算能力

计算能力也是儿童青少年必备的学习能力之一。通常家长和教师会认为计算并没有那么难，只要足够认真不马虎，就不会在计算的题目中丢掉分数。但实际上，计算并没有我们想象的那么省力。神经内科医生会使用下面这道题目来检测病人是否存在大脑的病变：100 减 7，再减 7，再减 7……也许最开始我们会觉得这非常简单，但如果一题一题去完成，就会发现越到后面，难度似乎越大了。这是因为人脑在完成这个任务时，要调动不同的脑区来完成，[①]包括：调动大脑底部的梭状回想象 100 和 7 这两个数字；调动大脑下部的颞叶记住数字的计算顺序是 100 减 7，而不是 7 减 100；调动大脑左右半球中部的顶叶来处理数量大小的比较，比如 93 比 100 小，再减去一个 7，得数要比 93 更小；调动大脑前部的额叶进行决策判断，也就是在说出答案前，思考答案是否正确。

了解了这道简单计算题所调动的脑资源，也就理解了为什么当儿童青少年脑资源不足的时候，就更加容易在计算中出现错误了。有的研究提出儿童青少年的工作记忆（working memory）会影响数学审题和题目完成度。[②] 工作记忆指的是完成当前任务所需的、暂时储存在大脑中的信息。如何测试儿童青少年的工作记忆呢？一种方法是测试他们能够记住多少位的数字，称为"数字广度测验"（digital span test）；另一种方法是回忆之前一次（n = 1）或者两次（n = 2）出现的数字或词语，称为"n-back 测试"。

有研究认为工作记忆不足可能导致儿童青少年在计算方面的困难。比如儿童完

---

① 杨滢. 让孩子受益一生的大脑开发课[M]. 海口：海南出版社，2021：94.
② 杨滢. 让孩子受益一生的大脑开发课[M]. 海口：海南出版社，2021：129.

成这样一道题目：小明在计算加法时，错把一个加数个位上的 8 看成 6，十位上的 5 看作 3，得出的结果是 50，请问正确的结果应该是多少。要完成这个题目，儿童就需要短时间内记住这道题的所有条件和问题，这对于他们的工作记忆是一种挑战。当他们工作记忆不足，大脑无法在短时间内记住这些条件和问题时，他们就会难以完成。

06

计算困难和辅导方法

案例：算不出的数学

前面存在阅读困难的小琪发现，班级里面不只是自己，还有其他同学有着不同的学习困扰。比如，对于自己来说数学很简单，计算题一看就可以明白，但是对他的同桌小雅来说，数学却非常难，小雅经常把数字搞混，每当学习数学时都会感到很沮丧。

计算困难是指在数学学习方面存在困难，包括(1)简单性失算，也就是说儿童可以认识数字、读出数字、写出数字，但在计算方法和程序上存在困难；(2)数字认知失算，也就是说儿童不能读数字，没有办法识别数字符号，也没有办法进行计算；(3)空间性失算，是指儿童在空间操作上存在困难，比如分不清位数，没有办法在计算中进位；(4)推理性失算，是指儿童在抽象机能上存在困难，没有办法解决需要进行抽象推理的应用题。由于计算困难可能和工作记忆有关，因此家长和教师需要帮助受此困扰的儿童青少年认识到，自己或许是存在记忆方面的问题，而记忆的问题可以通过优化记忆方法加以解决。这样将会有助于这部分儿童青少年增强学习数学的意愿，从而克服数学学习中遇到的困难。

学校里，教师在对存在计算困难的学生开展数学教学时，使用个别化的辅导策略尤为重要：比如鼓励他们熟记乘法口诀，来加快解题的速度；对于他们作业或考试中抄错数字，但运算步骤正确的情况，酌情给分，以增强他们学习数学的信心；在练习和写作业的时候，允许他们把相关公式放在手边，方便自己在需要时进行查阅等等。这些做法可以减轻他们公式记忆的负担,帮助他们集中注意力完成题目。

家庭中,家长可以利用亲子沟通的机会,使用趣味学习的方式,巩固儿童对数学概念和数字的认识。案例中的小雅后来常和妈妈一起在厨房做烘焙,通过称量和加减不同食材的重量练习计算,数学对她来说,好像变得越来越有意思了。家长还可以和孩子一起测量家中家具的尺寸,一起数一数棋盘上的步数,一起玩扑克牌、改编版"n-back测试"等等,这些比较有趣的学习方式,都可以促使儿童学会按照顺序数数,学会加减法和乘法,理解"更大更小更多更少"等比较级的词汇,从而帮助他们提升工作记忆的容量。

本章介绍了儿童青少年阅读、书写和计算能力的发展、可能遇到的困难及辅导方法。我们知道了每个人都有不同类型的学习风格,现在越来越多的学者不再将学习困难作为一种障碍来看待,而是将它们当作一种在不同类型大脑主导下采用的不同的学习方式。总体来说,学习困难和智力水平无关,被诊断为学习困难的学生,在成年后依然能够取得多个领域的成功。但如果儿童青少年在这些方面的表现与实际年龄或智商不匹配时,仍然需要在专业人员的帮助作出判断,包括:

- 检查是否有其他共病,学习困难有很大几率与其他疾病共病,比如是否有注意力不足的问题,是否因为受到情绪方面的困扰,需要同时进行治疗;
- 为儿童提供特殊的训练,帮助其优化感知觉的发展,通过一定的训练干预,扬长避短地帮助他们改善学习表现;
- 运用特殊教育的方法,而不是逼迫他们克服这些困难,帮助他们学会制定计划,学会在遇到困难时,尝试使用不同的策略。

最重要的是避免让这些儿童因为在学习中遇到的困难和挫折而感到自卑,从而对学习失去信心。家长和教师需要和他们强调:"就算学习方式和别人不一样,就算自己需要寻求更多的帮助,也是没有关系的,父母和老师很愿意为你提供帮助。"

| 第六章 |
符合脑规律的习惯养成

案例：缺少好习惯，学习难有效

　　新学期开始,赵老师新接任了六年级3班的班主任。最近,班级里几位同学的学习状态引起了赵老师的关注:这几位同学平时在班级里并不起眼,既没有特别突出的表现,也从来不惹是生非,上课认真听讲,按时上交作业,但学习成绩始终平平,甚至处于中等偏下。赵老师仔细观察后,发现这几位同学在课堂上很少举手发言或参与讨论,课后也常常静悄悄地待在座位上,不怎么和其他同学、老师交流。赵老师试着和几位同学的家长联系,了解情况后得知,他们还有一些共同的特点,比如没有养成好的学习习惯,在家通常要花很长的时间来完成作业;虽然都很认真、努力,但学习的效率并不高;新学期开始时也会制定学习计划,但通常坚持不了几天就束之高阁难以执行。对此,家长感到既着急又无助,希望老师能够给予学习习惯养成方面的指导。

　　的确如此,如果儿童青少年能够养成良好的学习习惯、自觉地制定学习计划、实施学习计划、对自己的学习计划的进展情况进行监控、及时根据外界的反馈对学习计划进行调整和改进,即使他们未来遇到学业上的挑战,通常也能够坚定地应对,并取得不错的学业表现。

01

学习习惯概述

在学习的过程中,良好的学习习惯显然是非常重要的。中国当代作家巴金先生曾经说过:"孩子的成功教育从好习惯培养开始。"著名教育家叶圣陶先生也曾提到:"教育就是培养习惯。""凡是好的态度和好的方法,都要使它化为习惯。只有熟练得成了习惯,好的态度才能随时随地地表现,好的方法才能随时随地地应用,好像出于本能,一辈子受用不尽。"在儿童青少年的学业生涯中,学习习惯是影响学业成就的重要因素:良好的学习习惯有利于良好学习方法的运用,从而提高学习效率;不良的学习习惯则会给学习造成困难和障碍,影响学习任务的完成。[①]

所谓习惯,是指由后天长时间的经验或重复,而养成的一种比较稳固的、不易改变的行为倾向。学习习惯,则是指学习者在长期的学习过程中,通过反复练习,逐渐养成的、个体需要的、相对稳定的一种自动化行为定式。

学界关于学习习惯的研究主要聚焦在以下几个方面:一是学习习惯培养的方法和策略,二是学习习惯形成的机制,三是不同学段学生学习习惯的维度。

学习习惯培养的方法和策略

一些研究针对具体学科,提出了针对性的学习习惯培养,如语文学习习惯应该包括朗读背诵的习惯、记笔记和整理笔记的习惯、写日记的习惯、独立思考的习惯、使用

---

① 宋美霞等.班主任心理辅导[M].上海:华东师范大学出版社,2022:53—54.

工具书和参考书的习惯、提前预习并及时复习的习惯等等。① 另外一些研究则不针对具体学科,而是关注概括性的学习习惯的培养,比如中小学生的学习习惯应包含:上课认真听讲、积极思考、积极发言、认真读书、按时完成作业、认真审题、及时复习、认真听取别人的意见等;比如要重视语言激励性评价方法(包括即时评语、作业评语等评语形式)、分层激励性评价方法(指尊重学生发展差异性的不同层次的评价方法)、情感激励性评价方法(包括赞许的点头、会心的微笑、期待的目光等)对于建构学生学习习惯的积极影响等。②

学习习惯形成的机制

按照学习习惯形成的过程,有研究者提出可将其分为三个阶段:一是需要依靠外部强制力量推动和维持的"不自觉行为"阶段,二是需要学习者本人通过意志努力自我强制、自我监督的"半自觉行为"阶段,三是在一定条件下自然而然反应的"自觉行为"阶段。③ 可见,学习习惯的培养无法一蹴而就,对于小学阶段,特别是低年级的儿童来说,他们的自我控制能力发育尚未完善,需要依赖教师和家长帮助他们纠正学习过程中不良的习惯,巩固良好的习惯。

国外学者从心理学角度分析了学习习惯的形成机制,有的学者提出"目标"在习惯形成的过程中至关重要,认为习惯是一种目标导向的自动化反映行为,行为目标的激活可以直接引发习惯行为;④有的学者认为"态度"在习惯形成的过程中值得重视,认为习惯的形成包括需求、感知(希望、社会压力、行为控制)、意图、态度、评估(满意度)、形成习惯等阶段;⑤还有的学者认为"环境"对习惯行为形成起到重要的影响作用——学习者知觉到环境背景的特征线索,就会触发相应的联结反应。⑥

① 佟士凡. 重视学法面向未来——语文教学面临的一个重要课题[J]. 语文教学通讯,1992,(1):39—41.
② 白文飞. 应用激励性评价方法促进中小学生学习习惯的养成[J]. 教育理论与实践,2014,(7):45—46.
③ Aarts H, Paulussen T, Schaalma H. Physical exercise habit: on the conceptualization and formation of habitual health behaviours [J]. Health Education Research, 1997,12(3):363 - 374.
④ 白文飞. 应用激励性评价方法促进中小学生学习习惯的养成[J]. 教育理论与实践,2014,(7):45—46.
⑤ Aarts H, Paulussen T, Schaalma H. Physical exercise habit: on the conceptualization and formation of habitual health behaviours [J]. Health Education Research, 1997,12(3):363 - 374.
⑥ Neal D T, Wood W, Quinn J M. Habits: A Repeat Performance [J]. Current Directions in Psychological Science, 2006,15(4):198 - 202.

不同学段学生学习习惯的维度

国外学者将儿童青少年的学习习惯分成能力动机、学习态度、注意力或坚持性、策略或灵活性四个维度。[①] 国内学者则提出三种类型的学习习惯：基本学习习惯，指学生为了适应学习生活而必须具备的、基本的学习习惯，更多地侧重于行为规范，如认真听讲、独立完成作业等；拓展性学习习惯，指学生为了适应拓展性、探究性学习而需要具备的学习习惯，如合作学习、查找资料等；个性化学习习惯，指带有学生自身明显个人特点的学习习惯，如利用思维导图来梳理知识点等。[②] 小学阶段的儿童应以培养良好的基本学习习惯为主，同时注重拓展性学习习惯的养成，中学阶段的青少年则应该将重点放在拓展性学习习惯和个性学习习惯的形成上。

[①] Mc Dermott PA. National scales of differential learning behaviors among American children and adolescents [J]. School Psychology Review，1999，28(2)：280 – 291.

[②] 沙莲香. 社会心理学[M]. 北京：人民大学出版社，1987.

02

脑的习惯回路

我们先来看一项心理学研究：一位病人，因为罹患病毒性脑炎失去了记忆，也无法形成新的记忆。[①] 具体表现为当研究人员询问他住在哪里，或者请他绘制出家中的地图时，他都表示完全做不到。但让研究人员疑惑的是，这位病人居然能在独自离开家之后，顺利找到回家的路。在数年的研究之后，研究人员发现，虽然这位病人确实不记得自己住在哪里，但由于每天按照固定的路线散步，所以习惯性地找到了回家的路线。研究人员不禁感叹，习惯的力量原来如此巨大！

那么，儿童青少年是不是也可以在学习和生活中发挥"习惯的力量"呢？答案是肯定的！可以说，习惯的力量无处不在。用好它不仅能够帮助儿童青少年更好地适应学校学习和生活，长远看来还会影响他们的人生发展，而且想要利用好"习惯的力量"，是完全有规律可循的。

心理学家通过实验为我们揭示了"习惯"是如何养成的。研究人员设计了一个 T 字型的迷宫（图 6-1），并在迷宫尽头的一端放了一块巧克力。接下来，一只老鼠被放在迷宫门口。忽然间，老鼠听到"咔哒"一声，面前的隔板——也就是迷宫的大门打开了。老鼠有些害怕，有些犹豫，谁知道这里面是什么呢？会不会有只猫？只见它在中央走廊里走走停停，闻闻这里，挠挠那里，最后，它终于发现了迷宫尽头的巧克力。[②]

当然，这只是开始，研究人员在接下来的一周里，让老鼠重复了几百次这个实验。虽然还是同样的迷宫，同样的巧克力，同样一只老鼠，但是显然一周后，这只老鼠已经

---

① 查尔斯·都希格.习惯的力量[M].吴奕俊,陈丽丽,曹烨,译.北京:中信出版社,2013:10—12.
② 查尔斯·都希格.习惯的力量[M].吴奕俊,陈丽丽,曹烨,译.北京:中信出版社,2013:13—18.

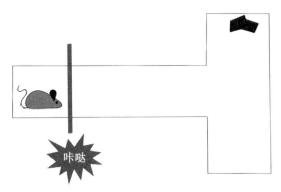

图 6-1　老鼠走迷宫

成为了走迷宫的高手：一旦听到咔哒声，它就会在隔板打开后，以最快的速度找到巧克力。而且，研究人员通过植入在老鼠脑中的装置发现，在急速前进的时候，老鼠脑中和记忆有关的结构都停止了活动。也就是说，老鼠产生了自动化的反应，"急速前进"已经成为它的一种习惯。

在习惯形成的过程中，脑中两个区域的活跃情况发生了变化：第一个是负责思考的大脑皮层。在老鼠刚刚开始尝试走迷宫时，这里的活跃程度很高。研究人员推测老鼠正在调动大脑资源，对眼前的新环境和新任务进行信息收集和分析决策。但过了一段时间，老鼠逐渐形成了快速找到巧克力的习惯之后，这个脑区的活跃程度就逐渐降低了，同时另外一个脑区——基底核开始变得活跃起来。

基底核深埋在脑内部，连接脑干和大脑皮层，其主要功能是控制自主运动和基本的思维活动，优势是反应更快速，运行起来更省力，不需要像负责思维和记忆的脑区那么消耗能量。也就是说，更加高级的大脑皮层负责学习、思考如何形成习惯，而一旦形成习惯之后，这些能够熟练操作、不需要消耗额外意志力资源的习惯，就可以交由基底核来负责了。

结合我们的日常生活很容易理解，对于那些我们习惯了的事情，通常都是自动化完成的，不需要花费太多精力和时间思考"要不要做"或者"该怎么做"，比如早上洗漱时习惯性地拿起牙刷刷牙，睡前习惯性地阅读几页纸质书。那么，在儿童青少年学习的过程中，该如何帮助他们让那些有助于学习的行为变成自动化的习惯呢？

03

习惯的三要素

在前面的实验中,根据老鼠走迷宫的实验,研究人员提出了关于习惯养成的三个要素。

第一个要素是引发这习惯的信号。也就是在什么情况下,会用到这个习惯。比如,对于走迷宫的老鼠来说,熟悉的"咔哒"声响起,就是一个明确的信号。第二个要素是这个习惯的具体行为。比如,老鼠需要在迷宫里不断探索,通过行动尝试走出迷宫。最后第三个要素是行为之后的奖赏。也就是这个行为做完之后会得到什么好处。比如,老鼠走迷宫的好处,是可以吃到好吃的巧克力。这一点非常重要,因为奖赏会促使大脑作出判断——决定是不是需要记下这个习惯回路。也就是说,有没有巧克力,决定了老鼠是不是有足够的动力来长期使用这个习惯。

跳出这个实验,在生活中,我们每个人所形成的那些习惯的确都和这三个要素有关。比如,"吃饭"是一个信号,我们想到需要"洗手",相应地,这个行为带来的奖赏是帮助我们远离细菌病毒、保持身体健康。再比如,"吃完晚饭"是一个信号,提醒儿童青少年在短暂休息后,要把剩下的作业完成,而"完成作业"的行为带来的奖赏,是用实际行动化解对学习和考试的焦虑感,并在完成任务后获得内心的"踏实感"。在形成习惯的过程中,这些奖赏能够在一定程度上激发内在动力,帮助孩子不断巩固这些回路,直至形成自动化的习惯。

听起来似乎很简单,那么为什么有些儿童青少年就是难以养成学习的好习惯呢?其实,仔细思考就不难发现,越是只盯着"行为"这个要素,比如下定决心"要养成阅读的习惯""养成早睡和运动的习惯""养成及时整理错题的习惯"等等,往往越是难以养成习惯。行为固然重要,在后面的部分还会再作单独讨论。但首先要强调的,是另外两个要素。因为事实上,大脑在形成习惯回路的过程中,关键之处并不是中间的行为,而是能不能给这个行为找到合适的信号和奖赏。

信号应该从哪里找呢? 我们日常生活中可以用到的信号,包括以下几种:第一种信号是"时间信号",比如:早上起床后,这个时间信号提醒孩子赶紧去洗漱,养成洗脸刷牙的习惯。第二种信号是"地点信号",比如:坐到书桌前,书桌这个地点提醒孩子要开始学习了,帮助他们养成打开课本做好学习准备的习惯。第三种信号是"情绪状态",比如:感到无聊的时候,有的儿童青少年会有打开电子产品刷短视频或者玩网络游戏的习惯。第四种信号是"其他人",比如:看到班级群里其他同学纷纷打卡交作业,自己也会抓紧时间完成并提交作业。第五种信号是"之前发生的事情",也就是刚刚发生的事可以提醒我们接下来应该干什么,或者说上一个习惯能够直接引起下一个习惯,形成链条式的反应。比如上学或者放学路上,习惯性地骑车或者乘车时,有的孩子可能会自然地带上耳机,形成了路上听音乐或者听英语的习惯。所以,当我们希望为孩子形成某个学习习惯寻找信号的时候,不妨从这五个方面入手试一试。

在找到适合的信号之后,再来看看如何设置适合的奖赏来帮助孩子形成习惯。奖赏的具体形式有很多种,但可以大致分为两类:一类是行为本身可以带来的奖赏,我们可以称之为自然奖赏,比如:跑步除了强身健体,还可以让我们的身体产生大量的内啡肽,这种物质可以带给我们内心的宁静,让我们相信自己有充足的能量来掌控自己的人生,这就是一种自然奖赏。

另一类是规则奖赏,是指通过设定一些规则,让自己在做完一件事之后可以获得一些好处,这个好处可能是物质上的,也可能是精神上的,当然根据之前章节中我们关于反馈和内驱力部分的讨论,从长远来看,精神上的奖励会比物质上的奖励更持久地发挥作用。

举个例子,有的儿童青少年总是不能按时完成作业,家长和教师可能听过他们一千个无法完成作业的理由,包括"没时间""题目太难了""忘了写作业""作业太无聊""作业被狗狗咬碎了",甚至就是简单的"不想写作业"。虽然他们也许的确存在一些困难,但一味逃避或者幻想,只会带来更大的压力和更多的麻烦,于是作业越压越多,感觉越来越糟,陷入恶性循环。

要帮助这些孩子打破这个循环,就可以从养成"启动作业"的习惯开始。家长可以和孩子商定晚上写作业的时间安排,比如劳逸结合地把写作业时间、休息放松时间、晚餐和家务时间穿插进行，让上一个行为变成下一个行为的信号；并且在完成作业之后设置相应的规则奖励，比如提前完成作业可以在睡觉之前有半小时的自由掌控时间，这个时间孩子可以自主安排；如果一周当中有三天以上都能够按照计划完成，则在周末给孩子权利，选择他们感兴趣的活动等等。

其实，不管是自然奖赏，还是规则奖赏，最终的目的都是要激发儿童青少年内心的一份"渴望"。所以，和孩子讨论商定健康且符合他们需要的奖赏，是非常有必要的。如此一来，一旦信号出现，大脑就会产生强烈的预期，迫不及待地想获得奖赏。也就是说，对奖赏的渴望，会驱使孩子赶快按照习惯行动起来，于是，习惯回路就逐渐形成了。

04

养成好的习惯

悠悠是一名初中生,最近她的情绪有些低落。因为随着年级升高,学习难度不断增加,学习任务也越来越重,加上即将到来的考试,悠悠很担心自己不能应对,心情时而忧虑,时而慌乱,很难平静下来投入学习。

我们了解了顺应大脑需要、促进习惯养成的三要素,接下来,就让我们一起看看,家长和教师应该如何帮助悠悠利用三个要素养成好习惯。

首先,我们发现悠悠发出了一个情绪状态方面的信号,也就是"忧虑的感觉"会时不时地出现。此时就可以建议悠悠在感到忧虑、难以安心学习时,尝试实践一个行为,比如做一个名为"思维泡泡"的练习——这个放松练习可以帮助儿童青少年应对情绪上的紧张,而只有情绪处理得当,大脑的理性思考才能更好地投入工作。

家长和教师可以指导孩子,按照以下几个步骤做思维泡泡练习:①

- 首先让孩子坐好,背部挺直,闭上眼睛,身体尽量放松;
- 接下来,想象自己正拿着一个泡泡魔杖;
- 试着深吸一口气,然后慢慢呼气,想象自己好像正对着魔杖吹泡泡;
- 再次深深地吸气,这次试着留意一下自己脑海中的忧虑,想象一下自己的忧虑是什么样子;

---

① 惠特尼·斯图尔特.正念小孩[M].韩冰,祝卓宏,译.北京:中国青年出版社,2021:44.

- 慢慢地呼气,同时想象通过泡泡魔杖吹走了这份忧虑。想象自己的忧虑变成了一个泡泡,想象看着这个泡泡慢慢被吹走,裂开,然后消失;
- 如果孩子仍然感到比较强烈的忧虑,可以鼓励他们继续伴随深呼吸,想象吹动自己的忧虑泡泡,直到他们感觉已经准备好投入接下来的学习和生活。

"练习思维泡泡"这个行为可以给儿童青少年带来一些奖赏,包括自然奖赏,比如深呼吸和想象放松让他们的心情更好更轻松了;比如他们也可以和父母商定,为自己制定一些规则奖赏:坚持练习 20 天,可以得到一张心愿卡,请爸爸妈妈帮忙一起实现。

悠悠做了积极的尝试,在练习几次思维泡泡之后,觉得心情的确可以慢慢平静下来。现在,她开始规划接下来的学习。把"之前完成的事情"(也就是练习完思维泡泡)作为新的信号,趁现在状态不错,启动新的行为——整理和复习错题本。在专注投入复习 25 分钟之后,悠悠再次收获了自然奖赏——解决错题的成就感,和规则奖赏——尽情放松,听 5 分钟自己喜欢的音乐。

悠悠的尝试很不错!通过巧设"信号"和"奖赏",让自己养成了调整低落情绪、启动学习行为的好习惯。家长和教师也可以鼓励儿童青少年按照这样的方式,找到适合自己的"信号"和"奖赏"。

05

改掉坏的习惯

现在,我们了解了如何通过巧设三要素养成一个好习惯。那么,对于影响儿童青少年学习效率和生活质量的坏习惯,又该如何作出调整,变坏习惯为好习惯呢？这就需要我们回到"行为"这个要素上。

其实,从人脑工作的机制上来看,无论是哪种习惯,都是很难被彻底抹除的。原因是我们的脑在运行某个习惯时,是在潜意识层面发生的。也就是说,这个习惯埋藏在人脑深处,只要信号合适,它就有可能被激活。

从三要素的角度来看,不良的习惯往往不是因为"信号"和"奖赏"不够好,主要是因为中间环节的"行为"有些问题。通常,这个行为除了在带来奖赏的同时,还会带来了一些其他的副作用。比如:结束一天的学习后,睡前很想要玩电子产品放松一下,原本只打算玩20分钟,但实际上不知不觉两个小时就过去了。这个行为习惯带来的奖赏是让自己在一天紧张疲惫的学习之后放松下来。也就是说,信号是"疲惫感",奖赏是"消除疲惫感"。对每个人来说,消除疲惫感都是正常的心理需求,但长时间玩电子产品的行为,却会在消除疲惫感之外,带来一些副作用:比如影响视力、影响睡眠甚至引发亲子冲突等等。

要避免这些负面影响,儿童青少年需要做的不是"消除"行为,而是要"替换"行为。也就是说,保留习惯回路上的信号和奖赏,把另一种更加合适的行为嵌到这个习惯回路中来。而且这个新行为,也要起到放松的作用。也就是说,"偷梁换柱"才是改变不良习惯的黄金法则。

家长和教师在引导儿童青少年尝试时,具体可以分为这么几步:

第一步:觉察不良习惯。也就是找到影响孩子学习或生活的不良习惯,比如"晚上睡前玩手机"。

第二步:确定"信号"和"奖赏",画出习惯回路。有时候孩子可能不太确定信号和奖赏,这时家长和教师可以鼓励或者帮助他们做一个书面记录,记下来每次自己都是在什么情况下行动的。比如,当时心里最想要的感觉是什么,是不是觉得疲惫才玩手机的;玩手机的时候,是不是心里那个疲惫的感觉就消失了。通过这种方式儿童青少年就可以把习惯回路还原出来了,也就知道是什么习惯在自己身上作祟了。

第三步:寻找替代行为。确定了信号和奖赏之后,也就可以着手寻找替代行为了。家长可以和孩子商量看看,如果睡前不再玩手机,是不是有其他方式,既可以帮助我们消除疲惫感,同时又没太大的副作用。比如有些孩子会选择睡前看纸质书,也有一些孩子喜欢听会儿音乐,或者喝杯牛奶,这些都是不错的选择。

这里也向家长和孩子推荐一个可以让我们在一天学习之后,休息放松的方法,名字叫作"空中画'8'"①,具体的做法是:

- 身体坐直,或双脚分开站好。眼睛睁开,手臂抬起伸向身体两侧;
- 双脚保持不动,上身左右扭转八次;
- 在身体转回原位之后,同时将手臂放回身体两侧;
- 接下来,举起一只手臂,在空中画数字"8"八次,然后放下手臂,举起另一只手臂,再画八次数字"8";
- 完成之后,现在用两只手,手臂向前交叉,画八次数字"8";
- 完成之后,放下手臂,轻柔、和缓、专注地做几次深呼吸。

通过做"空中画'8'"的练习,能够有效帮助孩子放松紧张的肌肉,进而放松大脑、放松精神,带来一种自然的奖赏。家长也可以告诉孩子,不仅可以在睡前练习,在任何集中精力完成某项学习任务之后,他们都可以通过这个练习让自己放松一下。

当然,需要注意的是,改变不良的习惯的确有一些困难,因为人脑已经对它们产生了自动化的反应。但如果那些不良的习惯已经影响了儿童青少年正常的学习和生活,还是有必要提醒他们在"信号"出现的时候,及时觉察、及时喊停。其实,这份觉察本身就意味着改变的开始,当预感到"嗯,坏习惯又来影响我了",儿童青少年就有机会提醒自己,使用新的代替行为,并且通过不断强化新的习惯回路,让自己的脑逐渐喜欢上用新的方式来解决问题。坚持一段时间,面对这些变化,人脑很快就会适应并且形成习惯。

---

① 惠特尼·斯图尔特.正念小孩[M].韩冰,祝卓宏,译.北京:中国青年出版社,2021:102.

06

形成"微习惯"

到这里,我们对于"养成好习惯"和"改变坏习惯"都有了一些了解。如果依然觉得孩子很难养成好的学习习惯,那么可以再仔细看看这个习惯所要求的行为是不是适合孩子的能力。由于儿童青少年的成长环境和经历有所不同,在养成习惯的过程中的确也存在一定的差异。如果中间"行为"这个要素,对于孩子来说太难,在实践之后发现总是做不到,孩子的自信心就会受到打击,甚至不愿意再尝试。所以,调整好"行为"要素的难度,让孩子觉得不难,自己能做到,是非常重要的。对于那些完全没有信心去形成一个好习惯的儿童青少年来说,设计一个让他容易达成的"微习惯",可以帮助他们逐渐建立内在的胜任感。

所谓微习惯,是对原本想要养成的习惯进行大幅缩减之后的版本,它可以帮助儿童青少年解决在习惯培养过程中自信心和意志力不足的问题。

以小学阶段需要培养的学习习惯为例,家长可以和儿童商量如何进行缩减,养成微习惯。有些微习惯是对行为的具体化,比如要养成"书写时专心,注意力集中"的学习习惯时,考虑到不同年龄段儿童注意力集中的时间有所不同,可以根据他们的具体情况,把这条习惯缩减为"集中注意力,专心书写 10 分钟"或者"保持专注,认真书写 10个字"。还有些微习惯是对难度的缩减,比如把"每天做 20 道数学难题"可以缩减成"每天完成 3 道数学难题",把"每天保持坚持写一篇 800 字日记"可以缩减成"每天以条目的方式记录 5 个成功时刻"等等。

这样做的优势在于足够小的目标,可以让人脑认为它真的毫无威胁,于是内心的畏惧感就会大大降低。如此一来,儿童青少年就不会那么害怕和拒绝,不会因为担心自己不能完成目标,而感到愧疚和挫败。相反,他们会因为自己能够取得一个小成就,而不断地增加惯性,提升自己的行动能力。而一旦他们开始行动,就已经在突破阻碍自己行动的那层阻力了。此时,实现小目标所产生的胜任感,很可能激励他们把这个战果扩大,再多完成一些。

也就是说,开始时孩子也许做得不是最多、最好,但只要开始行动,就有了变多和变好的可能。最初的那个微习惯,也会随着能力的增加,逐渐养成期待中的大习惯。可以说,微习惯就是以小改变来撬动大目标的支点,是从一个小的行为最终养成一个大的习惯的关键。

在充分的信任下,儿童青少年的潜能可能超出我们的想象。因此在大多数时候,他们也许不会满足于只完成极小的目标,在他们有意愿也有能力时,完全有可能多做一些。只是在一些特殊时刻,在他们极度怀疑自己的能力或处于极端抵触情绪中时,家长和教师可以鼓励他们从完成微目标、养成微习惯开始。

07

习惯助力思维

帮助儿童青少年养成良好学习习惯的过程，其实也是培养他们思考能力和决策能力的过程。为了进一步促进思维决策能力的发展，家长可以引导孩子通过几个问题帮助自己梳理想法：

问题1：为什么要这样做？

问题2：我有哪些选择？

问题3：不同的选择有什么不同的后果？

问题4：作出的选择，从长远来看有什么好处？

通过这几个问题，可以帮助儿童青少年根据未来的设想，修正当下的行为，同时让他们看到，一个行为固化为习惯之后，会对自己的未来产生怎样的影响。

比如，对于是否要养成记录"成功日记"（详见第四章第5节）的习惯，根据以上四个问题，孩子可能会想到：第一，为什么要记录成功日记呢？因为可以留下一些成功的痕迹！第二，自己有哪些选择呢？可以选择每天记，也可以选择不记。第三，不同的选择有什么不同后果？——如果不记录，每天可以省出5分钟时间去玩；如果坚持记录，每天要留出5分钟去回顾并且写下来。第四，如果选择记录有什么好处？从长远来看，这个做法可以帮助自己积累成功的证据，提升自信心。

再比如，对于是否要养成良好的睡前习惯，家长也可以和孩子这样对话：为什么要有睡前习惯？因为有助于养成良好规律的作息，对身体有利；有哪些选择？可以选择看手机或者看书；如果看手机，可以让自己放松一会，如果看书，看着看着就会困；从长远来看，睡前看手机容易让大脑亢奋，纸质书更有催眠的效果，有助于自己更快地入睡并且提高睡眠质量，对自己的学习也会大有裨益。

08

"等待的智慧"

　　本章从不同的角度,分享了和儿童青少年习惯,特别是学习习惯养成有关的内容。最后需要提醒的是,习惯的养成不是一朝一夕,在儿童青少年自控力发展尚且不足的阶段,需要家长和教师以充分的耐心和理解,允许他们按照自己的节奏发展,这个过程也许让人着急和焦虑,但这份等待,也是帮助孩子成长的一份智慧。

　　绘本《安的种子》①讲述了这样一个故事:老和尚把三颗"几千年前的莲花种子"分别送给三个小和尚,他们一个名字叫本,一个名字叫静,一个名字叫安,想看看谁能种出美丽的莲花。本很急躁,想抢头功,在寒风中把种子种在雪地里,结果种子死了。静把种子种在金花盆里,珍藏在屋子里,查阅书籍悉心保护,但因为违反自然规律,种子也死了。安不慌不忙,等待着季节变换,工作照做,日子照过,直到春天来了,天气暖和,池塘水满,才把种子种在池塘的一角。安把种子种活了,在夏天开出了美丽的莲花。

　　第一次读时,我们可能误以为这个故事是想要告诉儿童和青少年,在面对学习和生活的挑战时,要学习安那种不急躁、不慌乱、冷冷静静、好好思考的态度。但仔细再读时才逐渐意识到,这并不只是一本让孩子学习榜样的故事,还是一本让大人学会等待的故事:种子要等待合适的时机才能开出美丽莲花,家长和教师对儿童青少年的成长,不也应该具有这样"等待的智慧"吗? 在当前急功近利的环境下,安的那份平和的心境,宛如一潭清澈平静的水,是那么的难得:他在得到种子时,感激地装进胸前的小

---

① 王早早,黄丽. 安的种子[M]. 郑州:海燕出版社,2017.

布袋,小心呵护;他从容地去买东西、扫雪、做饭、挑水、散步;他告诉我们,既要怀着希望、有所追求,又要淡定自如、顺其自然,享受日常琐碎平凡的小事、享受生活、享受等待。

面对儿童青少年的习惯养成,面对他们学习和成长中可能出现的各种问题,当我们无法淡定的时候,不妨试着多一些允许和等待,在允许和等待中,温柔地坚持。

学习不是件容易的事,儿童青少年一天学习归来,疲倦、松懈、拖沓、抱怨、耍赖皮等现象可能都会出现。这些都是正常的,家长要做的就是温柔地坚持:所谓温柔就是情绪不失控,耐心地沟通交流;所以坚持就是行动不妥协,设立好必要的规则。当孩子早上赖床不起时、睡前还在刷手机时、推诿自己的责任时,依然需要家长的推动和提醒,这些都需要温柔地坚持。

人脑的确非常神奇,能够帮助儿童青少年适应变化、趋利发展。其实,"适应"和"发展",是我们每个人成长路上都不能避免的两大话题。面对各种变化和挑战,只要能够及时觉察、积极调整、反复实践,相信就能够借助习惯的力量,帮助儿童青少年更快地适应学习和生活,更好地绘制未来的美好和精彩。

| 第七章 |
符合脑规律的学习策略

　　学习策略是当前教育心理学研究领域的热门课题，儿童青少年的学业成就与其对学习策略的掌握程度和使用水平密切相关：对于不同的学习内容，学习成绩优异的儿童青少年通常能够采用较好的学习策略，从而提高其学习效率，提升其学业成就；与之相反，学习成绩落后的儿童青少年则常常缺乏恰当的学习策略，很难在学习活动中体验到幸福感，表现出较大的学业负担。

　　按照学界普遍认同的分类体系，学习策略包括认知策略、元认知策略和资源管理策略。① 其中，认知策略包括通过重复、背诵、笔记等方式，记住学习内容；也包括通过比归类、写纲要、列图表、画结构图等方式，建立新知识和旧知识的联系，从而形成新的知识结构。元认知策略是较为高级的学习策略，需要调动学习者多种意识、行为参与学习过程，包括制定学习计划、在学习活动中反思并及时调整学习计划或学习方法等。资源管理策略指辅助学习者管理可利用资源和环境的策略，包括时间管理、物力资源利用、学业求助策略、学习环境设置等。

　　可见，有助于提高学习者学习质量与学习效率的方法、技巧及调控方式，均属于学习策略范畴。本章将结合儿童青少年脑认知发展的特点和三类学习策略，介绍具体可操作的学习方法。

---

① Mckeachie, W. J., et al. Teaching and Learning in the College Classroom: A Review of the Research Literature [M]. MI: University of Michigan, 1987:34.

01

善用图表做笔记

为了让学习和记忆的效果更好,家长和教师通常会建议儿童青少年,在上课或者阅读时做好笔记,及时记录并且按时复习。有的孩子笔记记了很多,书上的知识抄了很多,写得也很认真,但在作业和考试中却屡屡犯错,可以说是事倍功半。

学习过程中记笔记的时候,可以采用以下三种方式:第一种是直接在书上划重点,或者把这些重点原封不动地抄写在笔记本上;第二种是按照自己对书本知识的理解,在笔记本上重构重要的知识点;第三种是学习之后,合上书本,借助作业进行自我测验,并画出由重点知识组成的各类概念图。

不难猜到,第一种的记忆和学习效果是最差的,第二种有所提升,第三种效果最好,这是因为概念图能够帮助儿童青少年增强对知识的理解。回顾人类上百万年的进化史,在语言产生之前,绘画都是交流和文化传承最为常用的工具。可以说识别图形的这种基因,已经深深印刻在我们的生命当中,人脑记住图形比记住文字容易,所以用绘画来重构知识,也就成为了更直接、更具有空间记忆效应的学习方法。而且用概念图来梳理知识点,既适用于左脑优势的学生(左脑发达的学生可以补充说明性的词语),也适用于右脑优势的学生(右脑发达的学生可以用图形表明自己的所知)。不仅能吸引不同学习类型儿童青少年的注意力,还有助于提高他们的理解力,克服对学习的畏难情绪。以下几种概念图可以根据不同学科的任务和具体要求,选择性调整使用。[1]

---

[1] 大卫·苏泽等. 教育与脑神经科学[M]. 方彤,黄欢,王东杰,译. 上海:华东师范大学出版社,2013:166—171.

K-N-L 导引图

在完成某一章节的学习之后,可以鼓励儿童青少年使用 K-N-L 导引图(图7-1)复习已学的知识并总结有关内容。K 代表知道(know),也就是对某一概念或教学单元来说,自己已知的有哪些? N 代表需要(need),也就是想要理解这个概念还需要知道什么? L 代表学到的(learned),也就是经过教师教和自己学之后,学到了什么?

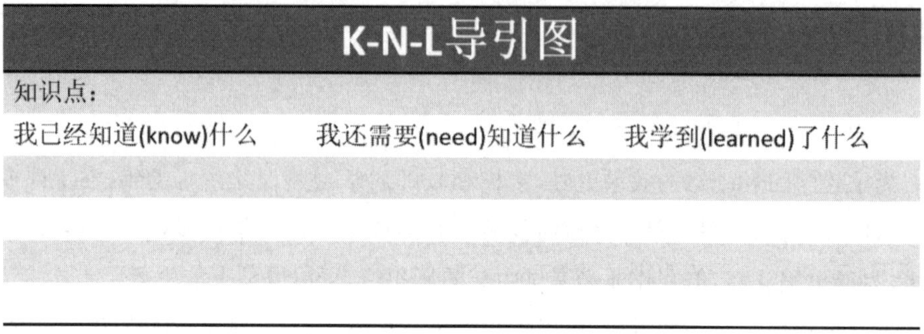

K-N-L导引图

知识点:

我已经知道(know)什么　　我还需要(need)知道什么　　我学到(learned)了什么

图7-1　K-N-L 导引图

核心词汇图

核心词汇图(图7-2)可以提升儿童青少年识记词汇的能力。每当学习一个新词时,都可以填充到图中以便随时复习,家长和教师也可以鼓励学生把这些词汇用在日常交谈和写作当中,提升他们的语言表达能力。核心词汇图也可以变形为其他概念为核心的思维导图,以帮助学生对某一类知识点进行总结概况。

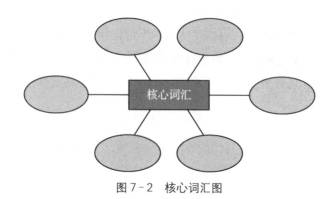

图7-2　核心词汇图

阅读梗概图

阅读梗概图(图7-3)有助于儿童青少年阅读能力的提升。在读完一篇故事或者小说后,鼓励他们找出关键信息,并填写故事图,以便自查自己是否理解了故事内容。

篇名: _____

背景:

人物: _____ _____ _____ _____

问题:

事件1 _____
事件2 _____
事件3 _____
解决办法:

图7-3 阅读梗概图

主旨细节图

主旨细节图(图7-4)同样有助于提升阅读理解能力,儿童青少年通过辨别故事或课文中的主旨和细节,能够更加理解各种细节是如何作为佐证资料来阐明主旨的。

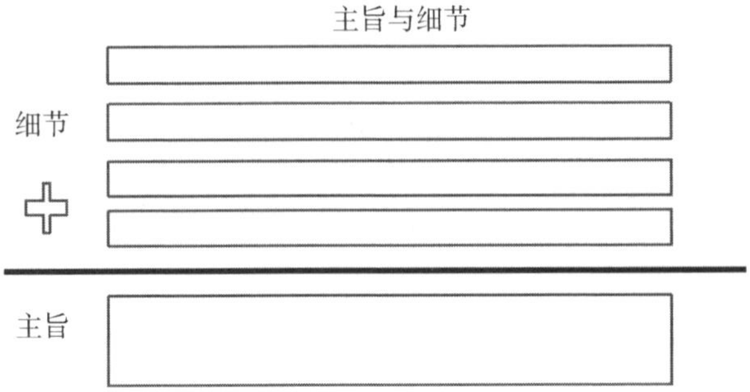

主旨与细节

细节

➕

主旨

图7-4 主旨细节图

人物特征图

人物特征图(图7-5)可以帮助儿童青少年验证自己是否把握了文本中某个人物的特征,是否能在文中找到记述或说明这个人物特征的证据。

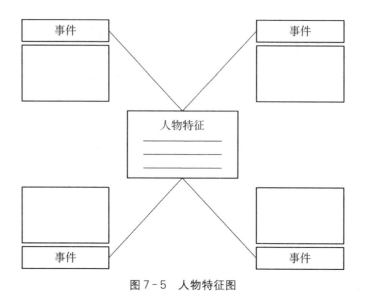

图7-5 人物特征图

比较图

比较图(图7-6)可以帮助儿童青少年对照故事或学科课文中的两个或更多的人物或事件,通过比较异同之处加深记忆。

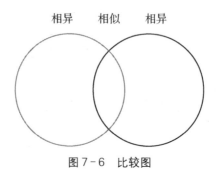

图7-6 比较图

02

掌握"费曼学习法"

有的家长和教师可能听到过孩子这样抱怨："上课的时候我明明感觉听懂了，可是课后练习的时候又不会了，是不是我自己太笨了……"当儿童青少年表达这份担心和困扰时，家长和教师不要着急责怪或否定他，比如："你肯定还是没有认真听。"而是要看到他们表达担忧背后想要作出改变的需求，可以鼓励他："我可不觉得是因为'笨'所以做不出，很多人学习时都会遇到这种情况，但是我相信一定有办法可以学得更好。"

的确是这样，在课堂上听讲时，儿童青少年多半会通过听觉学习来获取信息，但这时他们只是跟随老师的思路在学习，自己的大脑中还没有建立牢固的知识网络，所以理解得还不够深刻。有研究通过调查发现，不同学习方式下，学习者对所学内容的理解程度有很大的差异，[①]其中仅靠听觉获取信息时，能够理解 10％的内容；仅靠视觉能够理解 15％；同时使用听觉和视觉可以理解 20％的内容；和别人交谈时学习则能够理解 40％的内容；如果有机会就所学习的内容进行亲身体验，那么理解的比例能够提升到 80％；而最有效、理解比例高达 90％的方法，则是"教会别人"！

所谓的"教会别人"，就是通过向别人清楚地解说一个知识点，来确认自己真的理解了，或者说通过"教授"来巩固自己的知识。这也正是著名的物理学家理查德·费曼所提出的学习法，其被称为"费曼学习法"，具体做法包括四个步骤。

第一步，确定一个想要学习的知识点。比如"认识土星环"。

第二步，模拟教学，也就是把知识点讲给别人听。比如"土星环最早由著名天文学

---

① 小山龙介. 碎片化学习［M］. 李青荭，译. 南昌：江西人民出版社，2017：22.

家伽利略在 1610 年用望远镜观测到；土星环由冰块、石头、灰尘等天体残骸构成；多种残骸的体积从'小球'到'房子'大小不等。"在教授过程中，儿童会发现有的地方自己讲得很清楚，但有的地方有点不确定，比如"只有土星有行星环吗？"这些解释不清楚的地方，就是需要再次查阅资料、深入学习的地方。

第三步，重复纠错，也就是把刚刚第二步教授时不够清楚的地方，再次进行强化和深入的学习。比如通过再次学习，儿童明确了"不止土星有行星环，木星、天王星和海王星也有行星环"。当然，第三步和第二步之间可以循环往复，遇到问题就停下来再次学习，直到能够清楚讲述，比如继续补充其他行星环的特点等。

第四步，简化概念，把复杂的概念用通俗的语言表达出来，也就是对所学的知识进行检验。比如"土星环由冰块、石头、尘埃等天体残骸构成，相比其他行星环，土星环又大又清晰"。当别人听懂学会时，就表明儿童自己的学习也取得了实效。

运用费曼学习法，儿童青少年还需要一个教授的对象，如果这个人对于孩子所教授的内容刚好不懂，那么他就是最理想的人选，比如孩子的弟弟妹妹、爷爷奶奶甚至布偶玩具。当然，很多时候，父母也可以扮演那个"不懂"的角色，帮助孩子在体验教学的过程中成长。

03

学习"狮子记忆法"

当学习任务和记忆内容较多时,记忆效果可能受到影响。从草原之王狮子身上,我们可以学习几招,借助生命演化的生存法则,帮助儿童青少年调整学习状态,提升学习效率。①

第一招,保持适度的"饥饿"状态。我们可以想象,一只狮子只有在感到饥饿时,才会选择行动起来去狩猎。也就是说,适度的"危机状态"可以让脑保持警觉。虽然过于饥饿一定是不利于学习的,但适度的饥饿状态却可以促进记忆效果的提升。这是因为人在感到饿时,就会分泌饥饿激素(ghrelin),这种激素有助于海马体产生长时程增强作用(LTP)从而提升记忆效率;相反,刚刚吃饱的时候,由于血液集中在肠胃,会让脑部活动水平减低,此时更适合让大脑休息一会,如同吃饱之后的狮子通常也会选择好好睡一觉。所以,对于儿童青少年来说,午餐之后最好可以小憩,而晚饭之前则要抓紧时间再学习一会儿。

第二招,学习时适度走动。狮子狩猎时通常会来回走动或者跑动,走动或移动会促使大脑产生 θ 波,这是一种能够强化记忆的脑电波,被誉为"通往学习记忆的闸门"。我们回想自己的经历就会发现,有时在路上边走边听的信息反而记得很牢固,就是这个原因。因此在儿童青少年需要背诵单词或记忆知识时,与其端坐在书桌前,不如建议他们间隔性地站起来,在房间走动或者绕着桌子边走边背,效果也许会更好。

第三招,学习环境的温度不要太高。通常在换季降温的时候,寒冷的感觉会激发

---

① 池古裕二. 考试脑科学[M]. 高宇涵,译. 北京:人民邮电出版社,2021:72—75.

狮子的危机感，让它们行动起来提前狩猎，以防冬季难以捕到猎物。而较高的温度不仅会降低人脑的危机感，还会影响脑部的血液循环，从而降低思考能力。所以，想要帮助儿童青少年提升学习效率，在夏季最好选择能够降温的房间，在冬季则避免暖气过于充足的房间。

04

目标设定的 SMART 原则

如果儿童青少在学习时经常"眼高手低",有远大理想但缺乏具体行动,很可能和他们的学习目标不够明确有关。帮助他们让理想走在现实的路上,要从学会设定"目标"开始。

也许家长和教师曾经听到过不少孩子自己设定的目标,比如"我想考到理想的学校""我将来要做宇航员"。但实际上,这些更像是一个人宏观的"梦想"。而实现这些梦想,需要在微观层面设定更为具体的"目标"。我们可以建议儿童青少年依照 SMART 原则来设定目标。

S(Specific)指的是目标应该是具体的。一个不够具体的目标可能是"我想提升英语成绩",这个目标很大很空洞,不容易找到切入点行动起来;而一个具体的目标可以修改为"我想通过增加词汇量来提升英语成绩"。增加词汇量,就是一个可操作可执行的目标了。

M(Measurable)指的是目标应该是可衡量的,也就是说可以通过一个标准来对目标是否达成进行评估。比如上面"增加词汇量"虽然具体,但仍然难以衡量,可以进一步修改为"我打算背 1 000 个单词",1 000 个就是一个标准,很容易评估是否达成了目标。

A(Achievable)指的是目标应该是可实现的,也就是说目标有现实意义。比如有的儿童希望发明一台写作业的机器人或者有某种魔力植入脑中,让自己轻松记住单词,在当前阶段这显然是不现实的。可以相应改成可以实现的目标,比如"每天背 20 个新单词"。当然,这个标准可以根据孩子的具体情况和学习进度灵活调整。

R(Relevant)指的是目标要和个人进步有关,也就是说目标要有指向性。比如孩子说为了提升记忆,每天要"喝一瓶快乐肥皂水(可乐)",这显然是不合适的;修改为"每天确保9小时睡眠"则更有助于大脑正常运作,提升记忆效率。

T(Timely)指的是目标完成应该有时间限定。在一定时限内完成目标,会让孩子内在的动力得到更大的激发。比如"背诵1000个单词"可以优化为"在五个月里,背诵1000个单词"。

以上五个单词缩写首字母所组成的SMART,刚好是英文中"灵活、聪慧"的意思。当然,这只是一个设定学习目标的原则,真正操作时可以根据具体情况进行调整。家长和教师可以建议孩子使用"在……(时间)完成……(任务)"的表述方式,让目标更加明确。比如"在一周内实现1分钟跳绳100个""在本学期阅读10本课外书籍""在一个月内熟练弹奏三首钢琴曲"等等。

05

根据目标确定学习计划

即使已经按照正确的方法制定了具体的目标，但如果没有付诸行动，理想和现实的差距就依然没有改变。那么应该如何督促儿童青少年制定合理的计划，从而实现目标呢？这就需要根据不同类型的目标，设计不同的行动计划了。

记忆类目标

在有关记忆的部分（第三章第 1 节），我们通过艾宾浩斯遗忘曲线，介绍了记忆遗忘的规律，也就是新学习的知识在一天后就会遗忘约 66％的内容，一周之后遗忘 77％，而一个月后则遗忘掉约 80％的内容。如果不希望自己背诵的知识一个月后就忘得差不多，就需要利用那些遗忘发生的重要节点进行复习，来促进记忆类的目标有效达成。

比如小茹同学希望在本学期背诵 20 首古诗，分解之后到每个月，就需要背诵 5 首诗，按照学习之后一天、一周、一个月分别进行复习来设计学习计划，可以按照下面的时间表完成 5 首诗的背诵和复习（图 7 - 7，另见彩插）。

分解类目标

在本书学习习惯部分（第六章第 6 节），我们介绍了如何通过"微习惯"的小改变来撬动大目标。其实，对于较大的学习目标，也可以反向将其分解为小目标，然后逐一突

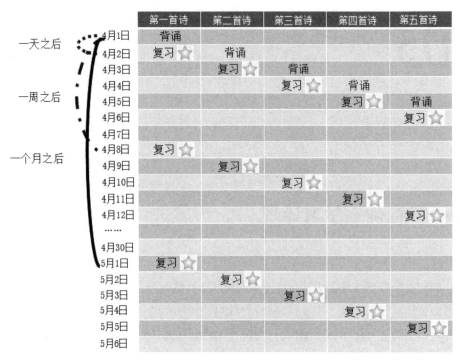

图 7-7　间隔复习时间安排

破。这就如同把希望达成的终极目标看作一整个蛋糕，通过切蛋糕的方式，把它分解为一块一块的小蛋糕，也就是一个一个的小任务，没有人能一口气吃掉整个蛋糕，但吃掉其中一块，显然就没有那么难了。

　　比如小亚同学的学习目标是在两个月里完成 80 道数学思维练习题。乍一看觉得难度很大，情绪上也难免有些畏惧。但把目标进行层次分解，比如每个月 40 题，每个周 10 题，周一、周三、周五各 2 题，周末完成 4 题。这样一来，不仅完成任务的难度下降了，每天的任务量也更加清晰了。

时间期限类目标

　　有些目标的达成时间，距离当下设定目标的时间较远，但如果缺少长远的规划就会让孩子疏于行动，影响目标达成。

　　比如晓涵同学需要在 5 月 15 日参加英语演讲比赛，虽然现在距离比赛日期还有一个多月，但如果等到比赛前再作准备，就无法保障高质量地达成目标。因此可以采用倒推法帮助晓涵做好计划：5 月 15 日参加比赛，那么需要提前几天准备好演讲稿，最好可以在 5 月 10 日确定好稿子；确定演讲稿肯定需要来回修改几次，要预留出请老师指导和自己根据指导意见修改的时间，那么需要往前推到 4 月 20 日请老师修改，这样才能在 5 月 10 日完成修改；给老师修改的初稿需要再早一点就准备好，差不多 4 月 15 日就要写好初稿，考虑到自己也需要一些时间搜集材料准备初稿，晓涵决定从 4 月 10 日开始着手各项准备工作。

以上几种方法分别适合不同类型的学习目标，当然，在制定和执行相应学习计划的时候，根据儿童青少年的实际和反馈情况及时调整计划，也是非常重要的。计划、监控、反馈和调整，这个过程本身就在锻炼儿童青少年元认知策略的运用。

06

"知识"到"经验"的升级

同样体现元认知策略运用的还有记忆策略的升级。有些儿童在小学阶段成绩很好,升入初中之后依然刻苦努力,但成绩却急剧下降。如果排除来自身心和家庭等其他方面的影响因素,单从学习的角度来分析原因,就需要考虑孩子是否根据初中学习任务和难度的变化,及时调整记忆策略来进行学习了。

从小学生的认知特点来看,他们虽然逻辑思维能力尚处于发展中,但却拥有较强的记忆能力,很多知识通过反复背诵就可以达到不错的效果,可以说"知识记忆"在小学生的学习中占主要地位。但中学以后,随着学习任务和难度的提升,单纯靠死记硬背往往难以取得好的效果,此时,学习中的"经验记忆"会逐渐取代"知识记忆"的地位,成为记忆的主要方式。也就是说,青少年不再仅仅通过重复背诵来学习,而是要掌握知识背后的逻辑和原理,举一反三地记住所学习的内容。

以英语学习为例,一味死记硬背不仅让记忆负担增大,而且无法保证记忆的效果;相反,通过灵活掌握语法、借助语境背诵、探究词源推测词义等方法,则有助于提升英语阅读理解能力和作文写作能力,从而全面提升英语学习的效果。

在推动"知识记忆"向"经验记忆"转化的过程中,有两个方法值得尝试。一个方法是前面提到过的"费曼学习法",由于讲述知识教会他人的过程,需要对知识点充分理解、准确表达,因此教授这个过程本身,就在塑造一种真实生动的经验,有助于加深记忆效果;另一个方法是通过联想的方式"构建知识城邦",也就是在"知识记忆"的基础上,先把所学的知识点进行归纳分类,然后把同类知识汇总形成分类别的"知识小区",之后再通过寻找异同、建立联系、掌握原理等方式,建立不同"知识小区"之间的"知识主干道"，最终打造个性化的"知识城邦"。只有及时发现学习过程中的问题，及时调整学习和记忆策略，才能保持自己的优势，适应不断变化的学习挑战。

07

时间管理的"番茄工作法"

在学校由于有课时的设置，儿童青少年只需要按照上下课的时间和教师的要求完成相应学习任务即可。但放学后、周末和节假日，由于缺少了规范的设置，很多儿童青少年就会出现时间管理上的问题，表现为时间转瞬即逝，学习任务却堆积如山。

番茄工作法是一种不错的时间管理方法，这个方法的命名源自一个番茄形状的时钟。其实，是否使用番茄形状的时钟不是最重要的，重要的是依照它的规则来规划自己的学习和放松时间。

番茄工作法把时间分割成 25 分钟学习时间和 5 分钟休息时间，这样加起来的 30 分钟称为一个"番茄时间"。也就是每学习 25 分钟之后，就完全放松 5 分钟，从而提高时间利用的效率。如果没有一个固定的时间安排，儿童青少年在漫无目的的学习过程中，很可能被电子产品、美食、手机短信等各种诱惑吸引，甚至走神发呆却全然不知，当回过神发现浪费了不少时间时，内心的愧疚和未完成作业的焦虑感让他们只能选择继续坐在书桌前，学习效率自然受到影响。

番茄工作法虽然建议只做 5 分钟的短暂休息，但这 5 分钟的作用却不容小觑——这个确定的休息时间会让孩子在 25 分钟的学习时间里更加努力专心地投入。毕竟，坚持 25 分钟就可以有一个小小的放松奖励，坚持 25 分钟就可以取得一个小小的胜利。所以 5 分钟带来的不仅仅是一份激励，还有专注在 25 分钟里获得的满足感、自信心和成就感。

家长可以建议儿童青少年先选择一个学习任务，然后设置 25 分钟的学习时间，接着专注投入在学习中直到时钟响起，完成之后则可以尽情放松 5 分钟。放松的时间里可以吃点东西补充能量，也可以眺望远方放松眼睛，可以听一首自己喜欢的音乐，也可以和家里的宠物玩一会儿。但需要注意的是，尽量不要选择"打一局游戏"或者"看一场球赛"这样的放松方式，因为它们往往比较费时，孩子很难在 5 分钟时间里收回注意力。如果希望得到这样的放松机会，家长可以鼓励孩子坚持完成 3—4 个番茄时间，之后再给自己额外的休息时间（比如半小时）作为奖励。要知道，自律带来自由，希望番茄工作法能够为儿童青少年的学习加把油。

08

优化安排的"艾森豪威尔法则"

番茄工作法可以帮助儿童青少年把注意力聚焦在当前的学习任务上,但如果学习任务很多,孩子不知道从何入手,就需要借助艾森豪威尔法则来帮助他们对事情的轻重缓急进行排序和选择了。

对于小威同学来说,周日这天他有下面几件事情需要完成:

- 阅读 30 分钟;
- 运动 30 分钟;
- 练习钢琴曲,下周三录成视频教给音乐老师;
- 完成语数外作业,下周一上交;
- 复习数学错题集,下周考试;
- 晚上 7:00 看篮球直播比赛;
- 打游戏升级"段位"。

按照艾森豪威尔法则,这些事情可以依据是否重要、是否紧急两个维度,进行分类(图 7 - 8)。其中,重要且紧急的任务,需要马上做,比如明天要交作业,需要马上行动尽快完成;重要不紧急的任务需要有计划地完成,虽然没有那么紧急,但需要引起足够的重视,比如阅读习惯养成对于阅读能力发展很重要,运动对于保持身体健康很重要,练习钢琴曲虽然不急,但一日不练就会影响手感,因此也很重要;不重要但紧急的任务要有选择地完成,比如回复短信息、观看球赛直播,可以在空闲时再回复信息或看球赛回放等;不重要不紧急的任务则尽量减少去做,比如打游戏、看电视等。

这里特别需要提醒的是,不仅要重视"重要且紧急"的任务,还要重视"重要不紧

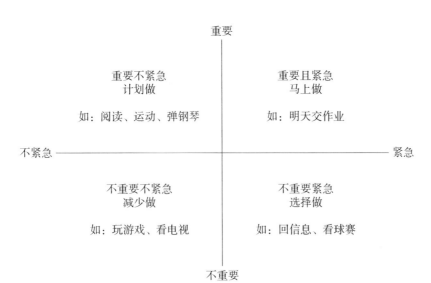

图 7-8　间隔复习时间安排

急"的任务,因为如果不做好计划去执行它们,这些"重要不紧急"的任务就会随着时间的流逝,转变成"重要且紧急"。比如"下周考试"看起来没有那么紧急,但如果不付诸行动复习,到了下周它就会变成"重要且紧急"的事情,而一旦这个象限中的事情越积越多,自己感受的压力也会越来越大,任务完成的效率也会大打折扣。儿童青少年需要知道,面对众多任务,只有学会优先选择,进行合理排序,才能未雨绸缪,掌握主动。

09

"完成"胜过"完美"的心态

在完成学习任务的过程中,有的儿童青少年对自己的要求过于苛刻,一旦任务没有完美完成,就备受打击,甚至影响后续的学习。家长和教师要引导他们了解,"完美"虽然让人向往,但过度追求"完美"也会带来负面影响。

第一个负面影响是"拖延",为了达到一个完美的表现,儿童青少年很可能推脱说"现在状态不好""等好一些再开始吧";第二个负面影响是"低效",为了完美达成某个学习目标,比如写出一篇优秀的作文,儿童青少年可能一个想法反复纠结,一个句子来回修改,陷入低效学习的循环中;第三个负面影响是"自责",当儿童青少年过度追求"完美"时,一旦没有达成目标就容易自我苛责甚至彻底否定自己,比如"我就是太笨了""我根本不会写作文"等等。

帮助儿童青少年走出"完美主义"的负面影响,可以从"三个一"入手。

首先是"一个信念"——"完成"比"完美"更重要! 要知道,没有人能处处做到"完美"。但先"完成",实际上就让自己有了不断完善的机会,和逐渐达到"完美"的可能性。比如在写作的时候,先记录自己的各种想法,再逐渐连词成句,形成段落,逐步修改。

其次是"一个反思"——"犯错"也是学习的一部分。我们在本书和反馈有关的部分(第二章第8节)曾经提到应该如何看待"犯错"。家长、教师和孩子需要达成一致,接受"每个人都会犯错,但不必过分自责,而是要从错误中吸取经验"。

再次是"一个行动"——不管任务有多难,先做10分钟试试。也就是说不管怎样,先行动起来,比如鼓励孩子告诉自己"先完成10分钟的写作",但实际上由于自己的能力不止于此,很可能写了更长的时间;在完成了初稿之后,可以告诉自己"先修改 10 分钟试试"。如此一来,微小的成就感不断累积,等到正式提交的时候,也许仍然还有不够完美的地方,但却比从未开始或者中途放弃要好得多。对于容易陷入完美主义中的儿童青少年来说,家长和教师有必要告诉他们:允许不完美,重在先完成;失败不可怕,小步来先行。

| 第八章 |

让脑爱上学习——快问快答

01

如何维持写作业的注意力

心理学实验表明,不同年龄段孩子的注意力情况有所不同:7—10岁的儿童可连续集中注意力20分钟左右;10—12岁的儿童注意力可集中25分钟左右;12岁以上青少年注意力可集中30—40分钟。有趣的事物和任务能延长集中注意力的时间,疲劳会加速注意力的衰退。因此,在培养儿童青少年写作业注意力的时候,要注意:

1. 帮助孩子寻找合适的方法,合理安排时间。如低年级孩子学习20分钟后,家长可以让孩子走动一下,适度的休息是为了更好地学习。

2. 根据孩子年龄特点调整作业环境。小学生抗干扰能力较差,需要为他们准备一个安静的、不被打扰的环境,以避免分心;对于中高学段的孩子,鼓励他们集中注意力,排除外界干扰——当孩子在有干扰的时候也能专注学习,其抗干扰能力也就得到了提升。

3. 合理安排作业时间,适当转换任务。如做语文作业时,每间隔一定时间休息5—10分钟,可以朗诵课文,抄写字词,完成习题,然后再完成数学作业。

4. 注意劳逸结合,保证充足睡眠。孩子无法长时间高度集中注意力,家长应该允许孩子在学习一段时间后休息,休息是为了更好地学习!此外,经历了一天的学习,要确保孩子的睡眠时间,在睡眠过程中,大脑得到休息和成长,有助于知识的巩固和精力的恢复。

02

写作业拖拉怎么办

儿童青少年写作业拖拉的原因很多,家长可以观察孩子的行为习惯,思考"孩子为什么会拖拉?""孩子什么时候最拖拉?"等问题,深入了解后再对症下药。

1. 孩子对写作业没有兴趣。对此,家长可以及时认可孩子在作业上的进步,提高孩子的成就感。

2. 孩子过于谨慎,完美主义,总是不断擦了改、改了擦。家长可以告诉孩子要养成"先完成作业、后检查"的习惯,不要强迫自己反复检查。

3. 题目太难,打击孩子的积极性。家长可以和孩子一起分析,先完成容易的,再做难题。

4. 孩子总是想玩,高估自己写作业的效率。家长可以和孩子约法三章,一起制定时间表并严格执行,通过比较孩子自己的"预估时间"和"实际完成时间"的差距,提高孩子对时间的敏感性。

此外,家长也需要反省自己的行为,给孩子树立一个有时间观念、不拖沓的学习榜样。

03

如何处理写作业时发生的亲子冲突

亲子冲突的发生经常和儿童青少年的学习有关。受升学压力的影响，家长往往对孩子学习方面的要求较高，辅导孩子完成作业时出现冲突、家长和孩子同时"情绪大爆炸"的情况也时有发生。

1. 控制自己的情绪。当和孩子产生冲突时，看不惯孩子的行为方式时，不要急于唠叨，说类似"你怎么又""就知道你不行"的话。家长要先给自己心理暗示："这个阶段出现冲突是很正常的，不要着急、不要发火。"

2. 如果失控对孩子发脾气，家长可以思考自身是否存在问题。先静下心来，从自己身上找找原因，看看是不是因为自己不够耐心，是不是因为其他事情迁怒于孩子。如果是家长的问题，可以坦诚告诉孩子："对不起，今天不应该对你发脾气，今天我心情不好。"说说自己发脾气的原因，心平气和的交流有助于互相理解，减少矛盾。

3. 引导孩子说说自己的心情。例如"你刚刚情绪也很不好，你愿意和我聊聊吗？""如果你想一个人安静一会儿，我先出去，你自己好好想想，好吗？"这样的表达能够让孩子感觉自己的情绪得到接纳，即使开始不愿意说，也会因为被理解而慢慢愿意和家长倾诉。

4. 让孩子明白自己的责任和担当。也就是让孩子明白自己在这个事件中该承担的责任，比如："不管怎样，吵架是我们两个人的错，今天我们都做错了，我们要好好反思一下，看看今后怎么避免这样的情况。"这样，孩子不会无限制地纵容自己的坏脾气，或者随意把负面情绪转嫁到父母身上，以后遇到类似问题时，会思考自己身上的原因，同时更愿意和家长沟通，有助于负面情绪的疏导。

04

如何提高学业抗挫折能力

在儿童青少年的成长过程中,需要面对很多挑战和失败。适度的挫折对于孩子的成长也很重要,可以帮助他们形成抗挫折能力。如果孩子作业完成情况不理想,总是被批评,为了保证孩子的健康成长,家长可以这样做:

1. 引导孩子正确认识挫折。不过分夸大挫折的负面意义,也不否认挫折带来的痛苦。例如,孩子周末作业完成得不理想,很多题目因为粗心做错了,家长可以告诉孩子:"这次作业完成得不理想,但也是有所收获的——下一次完成作业时,相信你一定会更加认真检查。这些错题也提醒了你需要查漏补缺的知识点,相信下次不会犯同样的错误了。"

2. 评估某一次挫折对孩子的影响程度。学习中一般性的失败和挫折,家长不必太担心,处理得当会成为培养孩子抗挫折能力的重要契机。但在孩子无法应对时,则需要家长给予充分和必要的理解、接纳和支持。

3. 家长要理解和接纳孩子的感受。孩子可以承受,不等于家长可以忽略孩子的感受,家长可以告诉孩子"我知道你很难过"等,让孩子感受到家长的理解,家长不抱怨、不责备的沟通方式,能够让孩子更加愿意跟父母倾诉。

4. 与孩子一起寻找原因并探讨解决的方法。家长要多引导孩子自己思考解决方法,只在必要的时候给孩子提供建议。重要的是给孩子希望,告诉他们"只要找到错误的原因,下次注意就可以了。"

05

如何养成好的阅读习惯

阅读是人类获取知识、认识世界、发展思维、获得审美体验等方面非常重要的手段，PISA 研究报告指出，一个国家有多少比例具备高阅读能力的孩子，决定了该国家在未来全球经济中拥有多少世界级的知识工作者。因此家长要重视培养孩子的阅读能力，保证孩子的阅读量和阅读面。

1. 在家中，营造良好的阅读氛围。让孩子在家里随时都能看到书，制定一个固定的家庭读书时间表，与孩子一起讨论阅读中遇到的问题等，都可以增加家庭中的阅读氛围。

2. 培养孩子爱阅读、爱思考、爱积累的良好阅读习惯。和孩子商量，一起制定每月、每学期的阅读计划，引导孩子边阅读边思考，比如"你最喜欢书里的谁呢？""你觉得最吸引你的地方是哪里？"，并制作简单的"阅读完成表"，每完成一本阅读，就在"完成表"上写上书名，简单记录自己的感受和阅读时间，这对于孩子是最直观、最有成就感的成果反馈。

3. 根据孩子年龄特点，选择适合阅读的书籍。兴趣是最好的老师，给孩子选择读物时，要尊重孩子的选择，同时要适合孩子的阅读水平，太难、太简单的书，都会降低孩子的阅读兴趣。

4. 引导孩子养成复述的习惯，增强阅读效果。复述是孩子再次主动加工阅读内容的过程，是孩子将阅读内容再创造的过程，可以加深孩子对阅读内容的理解，巩固记忆，锻炼表达能力。

06

如何提高阅读理解能力

带着问题去阅读，印象会更加深刻。美国心理学家弗朗西斯·鲁滨逊推荐使用精读的 SQ3R 阅读法，虽然开始使用时会觉得有些费时，但一旦掌握并养成习惯，就能够大大提升阅读理解能力。具体的做法包括以下五个步骤：

1. 概览（Survey）。也就是在阅读一篇文章时，先概括性地纵览全文，时间不要超过 1 分钟。概览时留意文章的题目、小标题和文章结构等内容，但不需要阅读文章的具体内容。

2. 提问（Question）。根据概览获得的信息，使用"六何法"针对主题提出问题：何人（Who）、在何时（When）、在何地（Where）、发生了何事（What）、为何发生（Why）以及事情如何（How）进展，提出问题的时间不超过半分钟。

3. 阅读（Read）。这里指仔细阅读内容，不限时间，边读边找到之前六问的答案。

4. 背诵（Recite）。对于需要重点记忆的内容，通过重复、做笔记等方式，帮助记忆并进行背诵。

5. 复习（Review）。再次翻看文章，回顾重点内容。

07

考试前应该做哪些生活方面的准备

考试之前有三个生活小技巧，有助于考场上更好地发挥，能够助力考前冲刺。

1. 巧设复习环境。研究发现，环境中不同颜色会影响学习状态和效果，比如红色的环境布置会削弱学习者"挑战难题"的动力，而绿色的环境布置则能起到让人心平气和、提升注意力的效果。[1] 如果家中绿色布置较少，鼓励孩子在学习间隙远眺绿植或散步林间，也是不错的选择。

2. 调节昼夜节律。考试之前有的儿童青少年会不分昼夜冲刺复习，但实际上掌握好自己的生物节律，更有助于考试正常甚至超常发挥。脑科学研究告诉我们：睡眠时人脑会把白天所学的知识进行归类整理，睡觉时不仅有助于巩固知识，还能带来化解难题的新思路。当然，也不必因为睡眠过度焦虑，要知道，睡眠发挥作用的重点不在于"睡着"，而在于停止给脑"输入"信息，留给脑整理信息的时间。难以入睡时可以安静躺着让自己放松休息，越是接纳自己的状态，就越容易自然而然进入睡眠状态。

3. 缓解考前疲惫。考前可以通过适当活动放松自己的紧张状态。比如听莫扎特的音乐可以有效协调左右脑，帮助集中注意力；专注当下的正念练习也可以在疲惫的时候帮助恢复专注度。另外长时间用眼导致的疲劳会扩展到头部和身体其他部位，需要及时缓解。经常眺望远方、减少电子产品使用时间、按压眼睛内侧、轻轻热敷眼部以及补充富含维生素 B 和维生素 C 的食物等，都可以起到缓解用眼疲劳的作用。

---

[1] 池古裕二. 考试脑科学[M]. 高宇涵，译. 北京：人民邮电出版社，2021：15—16.

08

考试当天有哪些特别提醒

四个小提醒，或许对于考试当天的正常发挥有所帮助。

1. 考试当天如果因为感冒或者腹泻不得不服用感冒药或止泻药时，可以咨询医生或药剂师，选择"不含抑制乙酰胆碱成分"的药物，因为乙酰胆碱有助于保持意识清醒，能够帮助学生在考场上提取记忆。①

2. 给自己一些"语言"和"非语言"的积极自我暗示。弯腰驼背的姿势和"我不行"的自我怀疑不利于考场发挥。相反，保持挺胸抬头，告诉自己"我可以"会激发内在潜能，帮助自己应对考试。

3. 分割考试总时长，有效分配注意力。通常儿童青少年的注意力可以集中30分钟左右，因此对于一场长达120分钟的考试来说，开始考试后的30分钟和考试结束前的30分钟通常答题更加高效。为了避免因注意力不足导致的考试中途松懈状态，可以在考试开始后主动把120分钟的总时长，分割成4个30分钟的"小考试"，每次以30分钟为时间界限，有助于全力以赴、高效作答。

4. 做题时谨慎细致，同时大胆坦然。对于简单的题目，更要提醒自己不能得意马虎，要谨慎细心稳稳做好。这样一来，对于考试的信心也会不断增强，此时再根据情况应对难题，思考问题本质，放手大胆尝试。

---

① 池古裕二. 考试脑科学［M］. 高宇涵，译. 北京：人民邮电出版社，2021：60—61.

09

努力学习但效果不佳，怎么办

假期里孩子鼓足干劲拼命学习，但是开学后成绩还是没有提高。孩子备受打击甚至想要放弃，该怎么帮助孩子？

1. 需要告诉孩子暂时没有提高不等于失败，放弃才是真的结束。

2. 需要鼓励孩子坚持下去，持久的努力才会带来成绩的提升。这是因为学习效果不是一蹴而就的，而是类似 1、2、4、8、16……呈指数级数增长的（图 8 - 1）。① 当孩子感觉"努力了好久，但成绩进步微乎其微""已经很努力了，但离目标还好远好远"，也许他正处于 16、32、64 的进步阶段。此时持续努力不放弃，

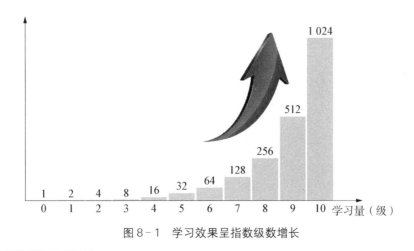

图 8 - 1　学习效果呈指数级数增长

① 池古裕二. 考试脑科学［M］. 高宇涵，译. 北京：人民邮电出版社，2021：201—202.

学习效果就有可能在某个时刻突然显现。当然,后面每进步一级,面临的困难也会更大,同样也更需要持久的努力。

3. 在了解了这个规律的基础上,要提醒孩子,想要实现提升成绩的目标,一方面要早作计划、长期规划,另一方面要坚定毅力、持续努力。当前的困境也许只是暂时的,待经历"阴霾"和"暴风雨"的洗礼后,才能看到"美丽的彩虹"。

后记

记得在北京师范大学认知神经科学国家重点实验室学习期间，实验室德高望重的彭聃龄教授曾在一次组会上说："我们做基础研究，就是在搭建理论的基础框架。"当时，我并没有完全理解这句话的意思。

因为在这个国内最为顶尖的脑科学实验室里，虽然我能够接触到国内外最前沿的脑科学研究成果，学习如何借助先进的脑成像技术探索脑的工作机制，参与"语言学习与脑的可塑性"方面的科学研究，但当生活几乎被外文文献、实验设计、数据处理和撰写文章等填满时，心中总会时不时地冒出质疑的声音："做这些究竟有什么意义？""知道某个脑区的结构或功能不足，对于现实生活有什么帮助？"

直到工作之后，开始从应用的角度实践中小学心理健康教育工作，我才越来越深刻地认识到彭聃龄教授那句话的深奥之处：理论基础，是进行一切应用研究的开始！

工作中我对学习心理辅导相关的研究，有着特别的兴趣。最早，我做了一项和"教学反馈"有关的小课题（本书第二章第8节），虽然真实教育环境下开展的实践研究无法媲美实验室研究的严谨，但结论却让我看到了脑科学研究结果在教育教学中的指导意义。此后这十年间，我陆续参与开发了全国中小学班主任、心理健康教育教师网络培训以及市区级多门教师培训课程；主持了上海市市级课题，部分成果发表了论文、出版了专著；开设了面向教师、家长和学生等不同群体的主题讲座；参加了全国和上海市心理健康教育课程大赛和教学展示活动；也借助视频号等信息化平台制作了成系列的微课和微视频……当我回顾这些不同形式的探索时，发现主题都离不开"脑科学"与"学习"这两个关键词。

"学习"是儿童青少年成长过程中绕不开的话题。但这个原本应该充满乐趣的事儿，却不知从什么时候开始，变得无趣，变得让人头疼，甚至变成了爆发"冲突"的导火索。学习时自控力不足、记忆力不好、内在动力缺乏、存在学习困难、学习习惯太差、学习方法不对、完成作业拖拉、阅读能力低下、考试效果不佳……众多学习中出现的问题,似乎让儿童青少年逐渐失去了对学习的兴趣。

实际上,人脑天生爱学习。在漫长的进化过程中,脑的可塑性让我们具备了强大的学习能力。如果教育能够提供丰富适宜的外部刺激,注重激发学习者的内部动机,就能更加充分地开发和挖掘人脑的潜能。换句话说,只有认识和理解儿童青少年脑的发育规律,实施符合脑发育规律的教育教学实践,才能助力他们脑力觉醒,事半功倍地完成学习任务、享受学习乐趣。

我整理过往十余年的学习和工作收获,抓住"脑科学"和"学习"之间的联系,聚焦儿童青少年容易出现的学习问题和解决方法,于是有了这本书。本书前三章介绍了有关学习的脑发育规律和脑机制,第四章和第五章介绍了学生学习中可能遇到的问题及背后的心理需求,第六章和第七章从学习心理辅导的角度介绍了如何养成学习习惯和改进学习方法,最后第八章通过解决学习中的"燃眉之急"让儿童青少年爱上学习。

本书得以出版,要感谢上海市教委德育处的项目经费资助,感谢上海学生心理健康教育发展中心吴增强教授、李正云教授和沈之菲教授等专家多年来的专业指导,感谢上海市松江区教育局、上海市松江区教育学院的关心支持,感谢我的师父王洪明老师十年来在工作上对我的指导和帮助,感谢我的导师丁国盛教授在百忙之中为本书作序、对书稿提出宝贵建议,感谢华东师范大学出版社教育心理分社社长彭呈军的策划编辑,感谢我的家人在撰稿期间给我无尽的关怀和理解。书到用时方恨少,鉴于脑科学领域本身的迅速变化和研究技术的迭代更新,很多研究尚无定论,也有一些结论不断被更正或推翻,因此虽然在撰写过程中多方引证、反复斟酌,但仍有不足之处,请各位读者指正。

宋美霞

2023 年 1 月 3 日

图书在版编目(CIP)数据

脑力觉醒:人脑天生爱学习/宋美霞著.—上海:华东师范
大学出版社,2023
ISBN 978-7-5760-3769-2

Ⅰ.①脑… Ⅱ.①宋… Ⅲ.①脑科学-普及读物
Ⅳ.①R338.2-49

中国国家版本馆 CIP 数据核字(2023)第 053183 号

脑力觉醒:人脑天生爱学习

著　　者　宋美霞
责任编辑　彭呈军
特约审读　单敏月
责任校对　孙冰冰　时东明
装帧设计　刘怡霖

出版发行　华东师范大学出版社
社　　址　上海市中山北路 3663 号　邮编 200062
网　　址　www.ecnupress.com.cn
电　　话　021 - 60821666　行政传真 021 - 62572105
客服电话　021 - 62865537　门市(邮购) 电话 021 - 62869887
地　　址　上海市中山北路 3663 号华东师范大学校内先锋路口
网　　店　http://hdsdcbs.tmall.com

印 刷 者　上海锦佳印刷有限公司
开　　本　787 毫米×1092 毫米　1/16
印　　张　15.75
插　　页　4
字　　数　210 千字
版　　次　2023 年 4 月第 1 版
印　　次　2023 年 4 月第 1 次
书　　号　ISBN 978 - 7 - 5760 - 3769 - 2
定　　价　58.00 元

出 版 人　王 焰

(如发现本版图书有印订质量问题,请寄回本社客服中心调换或电话 021 - 62865537 联系)